공중보건학 문제집

국가 시험 예상 문제

핵심이론 요점정리
중요도, 빈출에 따른 문제 해설
문제를 풀어 공부
문제를 완벽하게 마스터

Contents

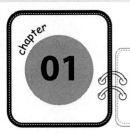

공중보건학의 개념

01 건강의 정의

- 건강이란 단순히 질병이 없고 허약하지 않은 상태를 의미하는 것이 아니고 육체적, 정신적 건강과 사회적 안녕이 완전한 상태이다(세계보건기구, WHO).
- 건강이란 그 자신이 특수한 환경 속에서 효과적으로 그 기능을 발휘할 수 있는 능력이다(Walsh).
- 건강이란 각 개인이 사회적인 역할과 임무를 효과적으로 수행할 수 있는 최적의 상태이다(Talcott parson).
- 건강이란 외부환경이 변해도 내부환경의 항상성이 유지되는 상태이다(Claude Bernard).

02 질병의 예방(Leavell & Clark)

1) 1차 예방(Primary prevention)
- 질병발생 억제 단계
- 병인, 숙주, 환경 등에 대한 질병발생의 자극이 있는 시기로서, 인간의 생활환경 개선, 안전관리 및 예방접종 등의 예방활동이 필요한 때.

2) 2차 예방(Secondary prevention)
- 조기발견과 조기치료 단계
- 숙주의 병적 변화가 있는 시기로서, 질병의 조기발견, 조기치료 등의 의학적 예방활동이 필요한 때

3) 3차 예방(Tertiary prevention)
- 재활 및 사회복귀 단계
- 질병이 발생된 시기로서, 질병의 악화방지, 잔여기능이 최대화, 재활활동 등의 질병 예방 활동이 필요한 때

03 공중보건학이란

- 보건교육, 전염병 관리, 환경위생, 영양관리 등의 보건관리와 봉사를 통하여 지역사회의 보건문제를 해결하는 학문
- 조직적인 지역사회의 노력을 통하여 질병을 예방하고 생명을 연장시키며, 신체적 정신적 효율을 증진시키는 기술이며 과학이다.
- 궁극적으로 건강과 장수의 생득권을 실현할 수 있도록 연구하는 포괄 의료과학이다.

04 특수 건강지표

1) 영아사망률
지역사회의 보건수준과 건강수준 평가 시 대표적인 지표로 사용하는 이유는
- 영아기간은 성인에 비해 환경악화나 비위생적 생활환경에 가장 예민하게 영향을 받는 기간이며,
- 영아사망률 계산의 대상이 12개월 미만의 일정 연령군이기 때문에 일반사망률에 비해 통계적 유의성이 크기 때문이다.

0001

실험동물군의 50%가 일정기간 동안에 죽는 치사량의 표시로 옳은 것은?

① LA_{50}　　　② LB_{50}　　　③ LC_{50}　　　④ ED_{50}　　　⑤ LD_{50}

✚ 문헌 김윤신 외, 공중보건학, 메디컬코리아, 2007, p.58

0002

실험동물군의 50%가 일정기간 동안에 죽는 공기 중의 유해물질의 농도 표시로 옳은 것은?

① LA_{50}　　　② LB_{50}　　　③ LC_{50}　　　④ ED_{50}　　　⑤ LD_{50}

✚ 문헌 김윤신 외, 공중보건학, 메디컬코리아, 2007, p.58

0003

실험동물군의 50%가 일정기간 동안에 일정한 반응을 나타내는 작용량 표시로 옳은 것은?

① LA_{50}　　　② LB_{50}　　　③ LC_{50}　　　④ ED_{50}　　　⑤ LD_{50}

✚ 문헌 김윤신 외, 공중보건학, 메디컬코리아, 2007, p.58

0004

질병의 자연사 단계를 나열한 것이다. (A)와 (B)의 내용으로 옳은 것은?

보기
비병원성기 → 초기병원성기 → (A) → (B) → 회복기

	①	②	③	④	⑤
A	현성감염기	현성감염기	불현성감염기	불현성감염기	발현성질환기
B	발현성질환기	잠복기	발현성질환기	잠복기	불현성감염기

✚ 문헌 김윤신 외, 공중보건학, 메디컬코리아, 2007, p.26

0005

다음과 같은 특징을 갖는 질병의 자연사과정으로 옳은 것은?

보기
· 질병에 걸리게 되는 최초시기
· 면역결핍시 질병이 발생
· 숙주의 면역강화로 질병에 대한 저항력을 증가시켜 건강을 유지하는 단계

① 비병원성기　② 초기병원성기　③ 불현성감염기　④ 발현성질환기　⑤ 회복기

✚ 문헌 김윤신 외, 공중보건학, 메디컬코리아, 2007, p.27

0006

유해물질의 독성을 결정하는 인자로 옳은 것은?

> **보기**
>
> 가. 인체침입경로　　　나. 물리화학적 성상　　　다. 농도와 폭로시간　　　라. 작업강도

① 가, 나, 다　　② 가, 다　　③ 나, 라　　④ 라　　⑤ 가, 나, 다, 라

✢ 문헌 김윤신 외, 공중보건학, 메디컬코리아, 2007, p.55

0007

질병을 집단으로 묶어 일정액을 지불하는 의료비 지불형태로 옳은 것은?

① 굴신법　　② 총액계약제　　③ 인두제　　④ 봉급제　　⑤ 포괄수가제

✢ 문헌 박희진 외, EMT기초의학, 현문사, 2010, p.8082

0008

폐결핵환자를 발견하기위한 집단검진순서이다. (A)로 옳은 것은?

> **보기**
>
> (A) → X-ray 직접촬영 → 객담검사

① X-ray 간접촬영　　　② 기도검사　　　③ 폐활량검사

④ 혈액검사　　　⑤ 산소포화도검사

✢ 문헌 구성회 외, 공중보건학, 고문사, 2007, p.239

0009

질병 발생에 작용하는 3대 역학적인자로 옳은 것은?

① 병인, 숙주, 환경　　　② 유전, 연령, 환경　　　③ 병인, 숙주, 경제

④ 유전, 성별, 환경　　　⑤ 학력, 연령, 환경

✢ 문헌 김동석 외, 공중보건학, 수문사, 2011, p.22

해설

06

• 유해물질의 독성을 결정하는 인자 : 인체침입경로, 물리화학적 성상, 농도와 폭로시간, 개인의 감수성, 작업강도, 기상조건 등이다.

07

• 총액계약제 : 일정지역의 보험자 단체와 의사단체가 지역주민수 및 연간 진료건수를 기준으로 연간 진료비 총액을 계약하고 보험자 단체가 월별이나 분기별로 총진료비를 지불하는 방식으로 독일 등에서 시행한다.

• 포괄수가제 : 질병을 집단으로 묶어 일정액을 지불하는 의료비 지불형태

• 굴신법 : 환자의 형편에 따라 진료비를 책정하는 것

08

• 성인의 폐결핵환자 집단검진 순서는 X-ray 간접촬영 → X-ray 직접촬영 → 객담검사 순이다.

09

• 질병발생에 작용하는 역학적 요인 중 삼각형 모형설은 (병인적인자), (숙주적인자), (환경적인자)3대 인자의 상호관계에서 질병이 발생한다는 설이다.

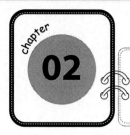

환경위생

01 환경위생

- 인간의 신체발육과 건강 및 생존에 유해한 영향을 미치거나 영향을 미칠 수 있는 모든 환경요소를 관리하는 것
- 근대과학으로 발전시킨 학자는 Max von Pettenkofer 이다.

02 기후(Climate)

1) 기후구성 요소
기온, 기습, 기류, 기압, 강우, 강설, 복사량, 일조량, 구름 등

2) 기후의 3대 요소
기온, 기습, 기류

3) 적정 실내온도
- 거실: 18±2℃
- 침실: 15±1℃
- 병실: 21±2℃

4) 순응 범위
- 적정 생활온도 17~18℃, 습도 60~65%
- 인간의 순응온도 범위는 10~40℃이다.

5) 방사열(복사열 Radiant heat)
일반적으로 발열체 주위에서는 실제온도보다도 온감을 더 느끼게 되는데 이것은 방사열(복사열)이 작용하기 때문이다. 방사열(복사열)은 거리의 제곱에 비례해서 온도가 감소한다. 인체의 열복사는 주위온도와 피부온도가 같을 때는 일어나지 않고, 주위온도가 낮으면 체열 방산이 커진다.

6) 쾌감선(Comfort line)
- 일반적으로 성인이 안정 시 적당한 착의 상태에서 쾌감

을 느낄 수 있는 온도는 17~18℃이고, 습도는 60~65%인 때이지만, 기온, 기습, 기류의 종합적인 작용에 의하여 쾌감과 불쾌감을 느끼게 된다.
- 온도와 습도의 관계에서 가장 쾌감을 느낄 수 있는 점을 쾌감점이라고 하며, 이 점의 연결을 쾌감선이라고 한다.

7) 불쾌지수(Discomfort index)
기온, 기습이 불쾌지수 산출과 관련되는 온열요소이며 고온다습상태에서 높다.

$$DI = (건구온도\ ℃ + 습구온도\ ℃)×0.72 + 40.6$$
$$= (건구온도\ ℉ + 습구온도\ ℉)×0.4 + 15$$

미국의 경우 DI = 70이면 10%정도의 주민이 불쾌감을 느끼고
= 75이면 50%정도의 사람이
= 80이면 거의 모든 사람이
= 85이상이면 견딜 수 없는 상태에 이른다.

동양에서는 DI = 75에서 9%
= 85에서 93%이었다는 보고가 있다.

03 공기

1) 공기의 자정작용(Autopurification)
공기의 자정작용이란 대기의 화학적 조성은 여러 가지 환경적 요인에 의하여 변화되고 있으나 대기 스스로 자체 정화 작용이 부단히 계속되어 대기가 스스로 맑아지는 현상을 말하는데, 화학적 조성에 큰 변화를 초래하지 않는다.

2) 이산화탄소(CO_2)
공기 오탁의 전반적인 상태를 추측할 수 있기 때문에 실내공기의 오탁도 판정기준으로 사용한다.

3) 감압병(Decompression sickness)

잠수작업이나 잠함작업과 같은 고압환경에서는 중추신경계에 마취작용을 하게 되며, 고압으로부터 급속히 감압할 때에는 체액속의 질소가 기포를 형성하여 모세혈관에 혈전 현상을 일으키는데 이를 감압병이라 한다.

04 수질

1) 음용수 판정 기준
- 암모니아성 질소의 검출 의미
  - 유기물질의 오염이 있는지 얼마 되지 않았다는 것
  - 분변오염을 의심하는 것이다.
- 분변오염
  - 암모니아성 질소
  - 대장균수
  - 아질산성질소
- 과망간산칼륨 소비량 : 수중의 유기물을 양적으로 추측하는 시험
- 대장균 지수 : 대장균을 검출한 최소 검수량의 역수로 나타낸다.
  ex) 100cc 물에서의 대장균 지수는 0.01이다.

2) 물의 소독
- 열 처리법
- 자외선 소독법
- 오존 소독법
- 염소 소독법(상수소독)

3) 염소소독의 규정
- 수도수에는 액화염소 또는 이산화염소를 사용하고
- 공동급수시설에는 표백분을 사용한다.
- 수도전이나 음용직전의 유리잔류염소를 0.2mg/l 이상 유지
- 병원미생물에 오염되었거나 오염될 우려가 있는 경우는 0.4mg/l(결합형 잔류염소 0.8mg/l)이상으로 규정

4) 염소소독의 장단점

(1) 장점
- 강한 소독력
- 강한 잔류효과
- 조작이 간편
- 경제적

(2) 단점
강한 냄새와 T-Halomethane생성에 의한 독성

5) 수영장 수질기준

(1) 자연수영장
- 수영장 등급은 100cc당 대장균군수로 정한다. D급은 수영장으로서 부적합한 수질에 해당된다.
- A급 : 50이하, B급 : 51~500, C급 : 501~1,000, D급 : 1,000 이상
- 수영장의 수질허용 한계는 일반적으로 MPN(most probable number)이 1,000을 초과하지 말아야 하며 일반세균 수는 200/mL 이상은 부적합한 수영장이다.

(2) 인공수영장
- 유리잔류염소 : 0.4~0.6mg/L, 오존처리일 때는 0.2~0.4mg/L 유지
- pH : 5.8~8.6
- 탁도 : 5도 이하
- 과망간산칼륨 소비량 : 12mg/L 이하
- 일반세균검사 : 욕수를 동시에 여러 곳에서 10병을 채취하여 1mL당 200 이상이 검출된 것이 15%이내일 것
- 대장균군 : 10mL 5개 중 확정시험 양성이 3개 이하

05 하수

1) 하수처리(Sewage disposal) 과정
예비처리 → 본처리 → 오니처리의 순으로 이루어진다.

2) 하수 오염측정
- BOD(생물화학적 산소요구량, biochemical oxygen demand) : 생물화학적 산소요구량이란 물속의 유기물질이 호기성 상태에서 미생물에 의해 분해되어 안정화되는데 소비하는 산소량을 말하며, 보통 20℃에서 5일간 측정한 BOD를 mg/L 또는 ppm으로 표시한 것이다. 일반적으로 공공수역의 오염지표로 이용되고 있으며, BOD가 높다는 것은 분해 가능한 유기물질이 많이

함유되어 있다는 것을 의미하며 하수의 오염도가 높다는 뜻이다. 20℃에서 5일간 측정한다.

* DO(용존산소, dissolved oxygen) : 용존산소란 물속에 용해되어 있는 산소량을 mg/L 또는 ppm단위로 표시한 것이다. 일반적으로 용존산소는 수온이 낮을수록, 기압이 높을수록 증가하며 순수한 물일 때가 최대이고, 물에 용해되어 있는 염류의 농도가 높을수록 감소한다. 용존산소의 부족은 오염도가 높다는 것이다.

* BOD와 DO의 관계 = BOD↑은 DO↓을 의미

* COD(화학적 산소요구량, chemical oxygen demand) : 화학적 산소 요구량이란 물속의 피산화성 물질인 유기물질이 산화제에 의해 산화될 때 소비되는 산소량을 mg/L 또는 ppm단위로 나타낸 것이다. 일반

적으로 호수나 해양오염의 지표로 이용되고 있으며 특히, 유독물질을 함유한 공장폐수의 오염을 알고자 할 때 적당하다. 100℃에서 과망간산칼륨에 의한 산소소비량 측정법으로 측정하며 값이 적을수록 수질오염이 낮다.

06 주택의 기본적인 조건

* 외부기온을 인위적으로 조절하여야 한다.
* 생리적으로 적합하고, 심리적으로 안정감을 주어야 한다.
* 일상생활을 편리하게 하며 건강하고 즐거운 생활을 영위할 수 있어야 한다.
* 경제적이고 능률적인 생활을 할 수 있어야 한다.
* 질병발생이나 사고발생 요인이 없어야 한다.
* 안전과 보안 및 재해를 방지할 수 있어야 한다.

0001

병원체에 감염은 되었어도 처음부터 증상을 나타내지 않아 보건관리가 가장 어려운 자로 옳은 것은?

① 잠복기 보균자　　　② 발병전 보균자　　　③ 회복기 보균자

④ 건강 보균자　　　⑤ 현성 보균자

✢ 문헌　박희진 외, EMT기초의학, 현문사, 2005, p.774

0002

실내의 적정온도로 옳은 것은?

① 12±2℃　　　② 14±2℃　　　③ 16±2℃

④ 18±2℃　　　⑤ 20±2℃

✢ 문헌　김윤신 외, 공중보건학, 메디컬코리아, 2007, p.189

0003

소독제로 사용하는 가장 적절한 에틸알코올의 농도로 옳은 것은?

① 30%　　② 50%　　③ 70%　　④ 90%　　⑤ 100%

✢ 문헌　김양호 외, 공중보건학, 현문사, 2007, p.238

0004

손과 피부의 소독제로 사용하는 가장 적절한 크레졸(cresol)비누액의 농도로 옳은 것은?

① 0.5%　　② 1.0%　　③ 3%　　④ 7%　　⑤ 10%

✢ 문헌　김양호 외, 공중보건학, 현문사, 2007, p.239

0005

열상, 화상, 창상, 수술부위의 살균 소독 등에 쓰이는 포비돈 아이오다인(povidone iodine)의 농도로 옳은 것은?

① 0.5%　　② 2%　　③ 5%　　④ 10%　　⑤ 25%

✢ 문헌　김양호 외, 공중보건학, 현문사, 2007, p.240

해설

01
• 소아마비, 일본뇌염, 유행성 수막염 등이다.

02
• 실내의 적정 및 활동적합 온도는 18±2℃ 이고, 침실은 15±1℃, 병실은 21±2℃이다.

03
• 70%상태에서 가장 강한 살균력을 나타내 피부에서는 2분내에 90%의 미생물을 죽일 수 있다.

04
• 질 세정 : 0.2% 희석액
• 손, 피부 : 1%
• 기구 : 3~5%

05
• 포비돈 아이오다인(povidone iodine)은 계면활성작용이 있다.

해설

0006

06

• 머큐로크롬(mercurochrome)의 살균력은 수은이온에 의하지 않고 약제 자체가 강한 살균력을 가진다.

점막이나 피부의 외상 소독제로 사용하는 머큐로크롬(mercurochrome)의 농도로 옳은 것은?

① 0.1~0.5%   ② 1.0~2.0%   ③ 3~4%   ④ 5~7%   ⑤ 8~10%

÷ 문헌 김양호 외, 공중보건학, 현문사, 2007, p.241

0007

07

• 수질이 양호하고, 수량이 풍부하며, 도시와 같은 소비지에 가까워야 한다.

수원(water source)의 구비요건으로 옳은 것은?

① 수량이 풍부하고 어류가 많은 곳

② 오염원이 없고 수량이 적은 곳

③ 도시와 가까운 곳

④ 송배수가 안되는 곳

⑤ 수량과 수질변동이 많은 곳

÷ 문헌 김윤신 외, 공중보건학, 메디컬코리아, 2007, p.119

0008

08

• 염소의 특징인 산화력을 이용하여 물 속에 잔존하는 박테리아, 대장균 등 이물질들을 살균한다.

정수나 하수처리에서 가장 많이 이용하는 살균제로 옳은 것은?

① 탄소   ② 산소   ③ 질소   ④ 아질산   ⑤ 염소

÷ 문헌 김윤신 외, 공중보건학, 메디컬코리아, 2007, p.122

0009

09

• 염소의 살균력은 pH는 낮고 온도는 높을수록, 반응시간이 길수록 강해진다.

염소의 살균력이 강한 조건으로 옳은 것은?

① pH와 온도가 높을수록   ② pH는 낮고 온도는 높을수록

③ pH는 높고 온도는 낮을수록   ④ pH는 높고 반응시간이 짧을수록

⑤ pH가 낮고 반응시간이 짧을수록

÷ 문헌 김윤신 외, 공중보건학, 메디컬코리아, 2007, p.123

0010

오존살균의 장점으로 옳은 것은?

① 모든 박테리아와 바이러스를 살균시킨다 ② pH가 산성이다

③ 물의 산도를 변화시켜 준다 ④ 향기가 좋다

⑤ 대기중으로 방출되어도 인체에 해가 없다

✣ 문헌 김윤신 외, 공중보건학, 메디컬코리아, 2007, p.124

0011

오존 처리의 효과로 옳은 것은?

▋ 보기 ▋

| 가. 완벽한 살균 | 나. 탈색, 탈미, 탈취 | 다. 유기물 산화 | 라. 배관보호 |

① 가, 나, 다 ② 가, 다 ③ 나, 라 ④ 라 ⑤ 가, 나, 다, 라

✣ 문헌 김윤신 외, 공중보건학, 메디컬코리아, 2007, p.126

0012

집파리의 생활사이다. A에 해당하는 기간으로 옳은 것은?

▋ 보기 ▋

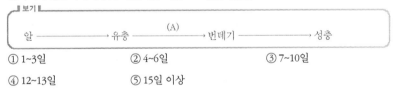

① 1~3일 ② 4~6일 ③ 7~10일

④ 12~13일 ⑤ 15일 이상

✣ 문헌 김양호 외, 공중보건학, 현문사, 2007, p.233

0013

바퀴벌레의 특성으로 옳은 것은?

▋ 보기 ▋

| 가. 야간활동성 | 나. 불결한 장소에 군거 | 다. 잠식성 | 라. 질병매개체 |

① 가, 나, 다 ② 가, 다 ③ 나, 라 ④ 라 ⑤ 가, 나, 다, 라

✣ 문헌 김윤신 외, 공중보건학, 메디컬코리아, 2007, p.143

해설

10

• 오존의 장점 :
  − 모든 박테리아와 바이러스를 살균시킨다.
  − 염소살균보다 유지비가 적다.
  − pH가 중성이고 물의 산도에 영향을 주지 않는다.
  − 물에 화학물질을 남기지 않는다.
• 오존의 단점 :
  − 대기중으로 방출되면 인체에 해를 끼칠 수 있다.
  − 초기 투자비가 염소보다 비싸다.

11

• 오존 처리의 효과 : 완벽한 살균, 탈색, 탈미, 탈취, 유기물 산화, 배관보호, 철과 망간의 산화 등

12

• 알→유충 : 1일,
• 유충→번데기 : 7~10일
• 번데기→성충 : 5~10일

13

• 바퀴벌레는 잡식성으로 야간활동성, 불결한 장소에 군거, 잠식성, 질병매개체의 특징을 있다.

14
- 천장 : 210cm 정도
- 부엌 : 북쪽
- 거실, 어린이 방 : 남쪽

0014

주택의 위생학적 조건으로 옳은 것은?

① 천장은 180cm정도   ② 마루는 지면으로부터 45cm 간격

③ 부엌은 남쪽   ④ 거실은 북쪽   ⑤ 어린이 방은 서쪽

✛ 문헌 김윤신 외, 공중보건학, 메디컬코리아, 2007, p.155

15
- 가성근시 : 낮은 조명에서 발생
- 안정피로 : 조명도가 낮거나 눈부심이 심할 때
- 안구진탕 : 탄광 광부처럼 부적절한 조명에서 안구가 상하좌우로 떨리는 증상
- 전광성안염 : 용접, 고열작업에서 발생

0015

부적절한 조명에서 발생할 수 있는 장애로 옳은 것은?

보기

가. 가성근시   나. 안정피로   다. 안구진탕   라. 전광성안염

① 가, 나, 다   ② 가, 다   ③ 나, 라   ④ 라   ⑤ 가, 나, 다, 라

✛ 문헌 김윤신 외, 공중보건학, 메디컬코리아, 2007, p.158

16
- 적정 습도는 40~70%이며, 30% 이하이면 너무 건조한 상태이다.

0016

실내의 적정 습도로 옳은 것은?

① 20~40%   ② 30~50%   ③ 40~70%   ④ 50~80%   ⑤ 60~90%

✛ 문헌 김윤신 외, 공중보건학, 메디컬코리아, 2007, p. 159

17
- 실내의 시간 당 환기횟수는 환기량을 실내용적으로 나누어 산출한다.

$$\frac{4 \times 30m^3/hr}{40m^3} = 3회$$

0017

다음과 같은 조건에서 환기횟수로 옳은 것은?

보기

- 실내에 성인이 4명 있다.
- 실내의 공기용적은 40m³이다.
- 성인의 필요환기량은 약 30m³/h이다.

① 1회   ② 2회   ③ 3회   ④ 4회   ⑤ 5회

✛ 문헌 김양호 외, 공중보건학, 현문사, 2007, p.256

18
- 인간 생활의 쾌적환경의 온도와 습도는 : 18∓2℃, 40-70%

0018

인간 생활의 쾌적환경의 온도와 습도는?

① 14∓2℃, 20-50%   ② 16∓2℃, 30-60%   ③ 18∓2℃, 40-70%

④ 20∓2℃, 50-80%   ⑤ 22∓2℃, 60-90%

✛ 문헌 김동석 외, 공중보건학, 수문사, 2011, p.174

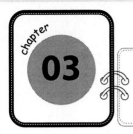

환경보전

01 현대공해의 특성

- 다양화
- 누적화
- 다발화
- 광역화

02 대기오염의 유형

- 오염물질에 따라
  - 도시형 : 매연, 분진, 황산화물, 매연과 분진 + 황산화물, 매연과 분진 + 황산화물 + 자동차배기가스
- 시간에 따라
  - 겨울철 : I형(매연, SO_2, NO_2, CO 등)
  - 여름철 : II형(aldehyde, oxidant, O_3 등)
  - I형은 오전과 오후 8시경에 심하고 II형은 정오경에 심하다.
  - 토요일, 일요일, 공휴일에는 오염도가 낮은 편이다.

03 대기오염의 지배요인

- 인구의 증가와 집중현상이 클수록 오염도가 크다.
- 산업장의 집결과 시설이 확충될수록 오염도가 크다.
- 주민의 관심이 낮을수록 오염도가 크다.
- 풍력이 낮을수록 오염도가 크다.
- 기온이 낮을수록 오염도가 크다.
- 연료소모가 많을수록 오염도가 크다.

04 대기오염물질

1) 1차 오염물질

- 입자상 물질(particulate pollutant)
  - 분진(dust) : 대기 중에 떠다니거나 흩날려 내려오는 미세한 독립상태의 액체나 고체상의 알맹이로 10㎛ 이상의 크기로 침강하기 쉬운 것은 강하분진(fallen dust), 10㎛ 이하의 크기로 가라앉지 않고 장시간 공기 중에 부유하는 것을 부유분진(suspended dust)이라고 한다.
  - 매연(smoke) : 1㎛ 이하의 크기인 탄소입자
  - 미스트(mist) : 2~200㎛ 이상의 입자상 물질
  - 흄(fume) : 광물질 용해나 화학반응 때 발생하며 0.001~1㎛ 정도의 고체입자
  - 박무(haze) : 수분, 오염물질, 먼지 등으로 구성되고 1㎛ 이하
- 가스상 물질(gas pollutant)

2) 2차 오염물질

- 1차 오염물질의 일부가 자외선과 작용하여 광화학반응을 일으켜 생성된 오염물질
- O_3
- PAN류
- 알데하이드
- Smog

05 대기오염과 기후변화

1) 기온역전

대류권의 기류는 이동이 심하며 100m상승할 때마다 1℃ 정도 하강하는데 이와는 반대로 지상고도에 따라 대류권의 기온이 상승하는 것을 기온역전이라고 한다.

- 방사성 역전(복사성 역전) : 일몰 후 하부공기층이 지열 복사로 먼저 냉각됨으로써 형성되는 것으로 일출 전까지 계속되고 지표 가까이서 생긴다.
- 전선성 역전 : 한냉전선이나 온난전선이 통과할 때 생기는 역전
- 침강성 역전 : 고기압하에서 대기오염물질이 보다 상부의 차가운 공기층으로 상승하지 못하게 하여 공기가 침강되어 형성되는 것

환경보건학

－이류성 역전 : 한류와 난류가 겹쳐지는 곳에서 발생
　　　한다.
　　－지형성 역전 : 계곡, 분지에서 야간에 일어난다.

2) 광화학적 오염(Photochemical pollution)
　• 1차 오염물질 : 대기오염의 발생원으로부터 직접 발생
　　되는 것으로 황산화물, 탄화수소 등이 있고
　• 2차 오염물질 : 1차 오염물질들이 태양에너지와 대기층
　　의 여러 인자들에 의해 새롭게 형성된 오염물질로
　　PAN, 오존, 질소산화물 등이 있다.
　• 자외선
　　　↓
　　$NO_2 \rightarrow NO+O$　　　$O_3+CxHy \rightarrow RCHO$
　　$O+O_2 \rightarrow O_3$　　　$RCHO+NO+NO_2 \rightarrow PAN$
　　$O_3+NO \rightarrow NO_2+O_2$　$PAN+O_3+RCHO \rightarrow Oxidant$

3) 산성비
　• 각종 공장이나 교통기관 및 화력발전소 등에서 배출
　　되는 황산화물, 질소산화물 및 탄소산화물의 황산,
　　질산, 탄산 등의 형태로 빗물에 섞여 내리는 것을 말
　　한다.
　• 산성비는 금속물의 부식, 석조물의 손상, 담수의 산성화
　　로 생태계의 파괴를 초래할 수 있기 때문에 문제가 된다.

4) 지구 온난화와 기후변화
　• 1970년대 이후부터 제기되었고 19세기말 이후 지구의
　　평균온도는 지역에 따라 0.3~0.6℃ 상승되었으며 해
　　수면은 10~25cm 상승했다고 본다.
　• 원인은 온실효과 가스인 CO_2, CH_4, N_2O, CFC 등이
　　대기 중에 증가하였기 때문이다.

5) 열섬현상
　• 도심의 온도는 변두리보다 높아 도심의 따뜻한 공기는
　　상승하고 도시 주변에서 도심을 향해 찬바람이 지표로
　　흐르게 된다.
　• 먼지로 오염된 도심이 열섬현상으로 먼지지붕 형태
　　를 갖게 되어 지표가열이 억제되고 도심은 더욱 오
　　염된다.

06 수질오염

1) 수질오염 사건

(1) 미나마타 병
　• 수은중독에 의한 중금속 오염이며 치료제는 디메카프롤
　　(dimercaprol)등이 있다.
　• 뇌와 중추신경계에 작용하여 마비를 일으키고 팔, 다리,
　　입술 등의 통증을 유발하고 시력 약화와 두통을 일으킨다.

(2) 이따이이따이병
　• 카드뮴 중독에 의해 발병한다.
　• 전신권태, 피로감, 콩팥(신장)기능 장애, 허리통(요통),
　　뼈연화증(골연화증), 보행곤란 등을 유발하고 특히 심한
　　전신 통증을 유발한다.

2) 수질오염의 지표
　• 색도, 탁도, 냄새, 맛
　　－색도는 미생물이나 용해성 물질 등의 영향을 받고 탁
　　　도는 부유물질이나 토사 등의 영향을 받는다.
　　－냄새는 오수, 공장폐수 등의 영향을 받으며 맛은 무미
　　　일 때 정상이다.
　• pH
　　－어류가 사는 데 적당한 pH는 6.0~8.0이고 지표수는
　　　CO_2함량이 적으므로 알카리성이고 지하수는 CO_2함
　　　량이 많아 약산성이다.
　• 질소
　　－공장폐수, 분뇨, 가정하수에 많이 포함되어 있다.
　• 염소이온
　　－공장폐수, 분뇨, 가정하수에 많이 포함되어 있다.
　• 과망간산칼륨
　　－$KMnO_4$ 소비량이 많을수록 유기물 오염이 많다는 것
　　　이다.
　　－공장폐수, 분뇨, 가정하수에 많이 포함되어 있다.
　• 경도
　　－Ca과 Mg이 주성분인데 중탄산염, 탄산염, 황산염의
　　　형태로 유입된다.
　• 철
　　－지질영향을 많이 받고 광산, 폐수의 영향을 받는다.
　• 유기인

- 대표적인 것이 유기인제 농약인 파라티온(parathion)이다.
• 대장균군
  - 음용수 기준은 5mL 중에서 검출되지 않아야 한다.

• 부유물질
  - 부유물질이 유기물질이면 용존산소를 소모시키고 과량이면 어류를 폐사시킨다.

01

- SO_2 기준 : 연평균 0.03ppm 이하, 24시간 평균 0.14pm 이하
- CO 기준 : 8시간 평균 9ppm 이하, 1시간 평균 25ppm 이하

0001

대기오염과 관련이 있는 물질로 옳은 것은?

| 보기 |

가. 자동차 배기가스　　　　　　　　　　　나. SO_2
다. NO_2　　　　　　　　　　　　　　　　라. 수은

① 가, 나, 다　　② 가, 다　　③ 나, 라　　④ 라　　⑤ 가, 나, 다, 라

✤ 문헌 박희진 외, EMT기초의학, 현문사, 2005, p.748

02

- 레이노드씨병(Raynaud's disease) : 수지의 간헐적인 창백, 청색증 등을 주증상으로 하는 진동에 의한 직업병

0002

레이노드씨병(Raynaud's disease)과 관계가 있는 것은?

① 진동　　　② 고열　　　③ 소음　　　④ 조명　　　⑤ 저열

✤ 문헌 박희진 외, EMT기초의학, 현문사, 2005, p.765

03

- BOD가 높다는 것은 오염도가 높다는 것이다.

0003

BOD에 대한 설명으로 옳은 것은?

| 보기 |

가. 하천 등 공공 수역의 오염지표로 이용된다.
나. 생물화학적 산소요구량을 말한다.
다. BOD가 높을수록 오염된 물이다.
라. BOD가 높으면 DO도 높다.

① 가, 나, 다　　② 가, 다　　③ 나, 라　　④ 라　　⑤ 가, 나, 다, 라

✤ 문헌 박희진 외, EMT기초의학, 현문사, 2005, p.751

04

- 알파선, 베타선, 감마선, 중성자 등은 전리방사선으로 분류한다.

0004

비전리방사선으로 옳은 것은?

| 보기 |

가. 적외선　　　　나. 자외선　　　　다. 가시광선　　　　라. 감마선

① 가, 나, 다　　② 가, 다　　③ 나, 라　　④ 라　　⑤ 가, 나, 다, 라

✤ 문헌 김윤신 외, 공중보건학, 메디컬코리아, 2007, p.131

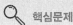

0005

대기의 광화학적 산화물인 2차 오염물질로 옳은 것은?

> 보기
>
> 가. 오존 　　　　　　　　　　　　 나. PAN(peroxiacetyl nitrate)류
> 다. 알데히드(aldehyde) 　　　　　 라. 스모그(smog)

① 가, 나, 다　　② 가, 다　　③ 나, 라　　④ 라　　⑤ 가, 나, 다, 라

　✤ 문헌 김양호 외, 공중보건학, 현문사, 2007, p.276

0006

미나마타(minamata)병과 관련이 있는 중금속으로 옳은 것은?

① 철　　　　② 수은　　　　③ 알루미늄　　　　④ 구리　　　　⑤ 카드뮴

　✤ 문헌 김양호 외, 공중보건학, 현문사, 2007, p.301

0007

이타이이타이(Itai Itai)병과 관련이 있는 중금속으로 옳은 것은?

① 철　　　　② 수은　　　　③ 알루미늄　　　　④ 구리　　　　⑤ 카드뮴

　✤ 문헌 김양호 외, 공중보건학, 현문사, 2007, p.301

0008

유기성먼지에 의한 진폐증으로 옳은 것은?

> 보기
>
> 가. 인쇄공천식 　　　　　　 나. 농부폐증
> 다. 면폐증 　　　　　　　　 라. 규폐증

① 가, 나, 다　　② 가, 다　　③ 나, 라　　④ 라　　⑤ 가, 나, 다, 라

　✤ 문헌 김양호 외, 공중보건학, 현문사, 2007, p.353

0009

납중독의 증상으로 옳은 것은?

> 보기
>
> 가. 연빈혈 　　　　　　　　　　　 나. 연선(lead line)
> 다. 염기성과립적혈구수 증가 　　　 라. 소변의 코프로폴피린(corproporphyrin)검출

① 가, 나, 다　　② 가, 다　　③ 나, 라　　④ 라　　⑤ 가, 나, 다, 라

　✤ 문헌 김윤신 외, 공중보건학, 메디컬코리아, 2007, p.123

해설

010

• 벤젠

─급성중독 : 신경계장애 등

─만성장애 : 조혈장애 등

0010

중독물질과 증상으로 옳은 것은?

① 수은 ─ 비중격천공　　② 납 ─ 이타이이타이　　③ 카드뮴 ─ 언어장애

④ 크롬 ─ 미나마타　　⑤ 벤젠 ─ 조혈장애

＋ 문헌 김양호 외, 공중보건학, 현문사, 2007, p.362

011

• $\text{℃} = 5/9(\text{℉}-32)$

0011

섭씨와 화씨와의 관계식으로 옳은 것은?

① $\text{℃} = 5/9(\text{℉}-32)$　　② $\text{℃} = 5/9(\text{℉}+32)$　　③ $\text{℃} = 9/5(\text{℉}-32)$

④ $\text{℃} = 9/5(\text{℉}+32)$　　⑤ $\text{℃} = 5/9(\text{℉})$

＋ 문헌 김윤신 외, 공중보건학, 메디컬코리아, 2007, p.115

012

• 쾌감대란 다수의 사람(50%이상)에게 쾌적감을 줄 수 있는 감각온도 범위로 여름철은 18.9~23.9℃, 겨울철은 17.2~21.7℃ 정도이다.

0012

여름철의 쾌감온도로 옳은 것은?

① 12.9~16.9℃　　② 15.9~18.9℃　　③ 18.9~23.9℃

④ 20.9~25.9℃　　⑤ 22.9~26.9℃

＋ 문헌 김윤신 외, 공중보건학, 메디컬코리아, 2007, p.117

013

• 불쾌지수(DI, discomfort index) :

─DI≥70 : 10%사람이 불쾌

─DI≥75 : 50%사람이 불쾌

─DI<70 : 쾌적

─DI≥80 : 거의 모든 사람이 불쾌

─DI≥85 : 모든 사람이 견딜 수 없는 상태

0013

쾌적을 나타내는 불쾌지수(DI)의 범위로 옳은 것은?

① DI≥70　　② DI≥75　　③ DI< 70

④ DI≥80　　⑤ DI≥85

＋ 문헌 김윤신 외, 공중보건학, 메디컬코리아, 2007, p.118

0014

불쾌지수가 높은 조건으로 옳은 것은?

① 저온건조 할 때   ② 저온다습 할 때   ③ 고온건조 할 때

④ 습기가 없을 때   ⑤ 고온다습 할 때

    ❖ 문헌 김윤신 외, 공중보건학, 메디컬코리아, 2007, p.118

0015

기후의 3대 요소로 옳은 것은?

① 기온, 기습, 기압   ② 기온, 기습, 기류   ③ 기압, 풍향, 강우

④ 기류, 기압, 강설   ⑤ 기습, 풍속, 강우

    ❖ 문헌 김양호 외, 공중보건학, 현문사, 2007, p.185

0016

화학적 산소요구량을 설명한 것이다. ( )안의 수용액으로 옳은 것은?

▎보기▏

유기물질을 함유한 물에 ( )등의 수용액을 넣으면 유기물질이 산화되는데, 이때 소비되는 산화제의 양에 상당하는 산소의 양을 mg/L 또는 ppm으로 나타낸 것이다.

① KCl   ② NaOH   ③ H_2SO_4 ④ $KMnO_4$ ⑤ Na_2SO_4

    ❖ 문헌 김양호 외, 공중보건학, 현문사, 2007, p.226

0017

다음과 같은 특징이 있는 소독제로 옳은 것은?

▎보기▏

• 페놀분자에 메틸기가 결합된 형태이다.
• 영양형의 세균, 결핵균, 녹농균에 효과적이다.
• 아포형성균과 바이러스에는 효과가 없다.

① 핵사클로르펜   ② 크레졸   ③ 염소

④ 알코올   ⑤ 석탄산

    ❖ 문헌 김양호 외, 공중보건학, 현문사, 2007, p.239

식품위생

01 인축공통전염병

• 사람과 동물에 공히 감염되는 전염병
• 결핵, 탄저, 브루셀라병, 야토병, 돈단독 등이 있다.

02 기생충 감염 예방

• 수육은 완숙해서 먹는다.
• 도축장에서의 위생검사를 철저히 한다.
• 생선회를 금한다.
• 조리 후 도마, 칼, 식기구를 청결히 한다.
• 생수를 음용하지 않는다.
• 야채는 흐르는 물에 5회 이상 씻는다.
• 분변관리, 파리구제 등을 실시한다.

03 식중독 발생의 역학적 특징

• 급격히 집단적으로 발생한다.
• 발생지역이 국한되어 있다.
• 여름철에 많다.
• 연령적인 특성은 없으나 보통 20~24세가 많다.
• 성별로는 남자가 많다.

04 감염형 식중독

1) 살모넬라 식중독(Salmonellosis)

• 대표적인 원인균은 장염균(sal. enteritidis), 쥐티푸스균(Sal. typhi murium), 돼지콜레라균(Sal. cholerae suis) 등이 있다.
• 잠복기 : 12~48시간으로 평균 20시간
• 증상 : 38~40℃, 두통, 복통, 설사, 구토를 일으키고 대개 2~5일이면 발열이 그치고 1주일이면 회복한다.
• 감염경로 : 살모넬라균에 이환 또는 보균 조수류 고기를 먹거나 환자, 보균자, 가축, 쥐들의 소변에 오염된

음식을 섭취했을 때 또는 어육제품, 유제품, 어패류, 두부류, 샐러드 등에서도 감염된다.

2) 장염비브리오 식중독(Vibrio food poisoning, Halophilism)

• 예전에는 호염균 식중독(Halophilism)이라고 했다.
• 대표적인 원인균은 장염비브리오균이다.
• 잠복기 : 8~20시간 전후(평균 12시간)이다.
• 증상 : 37.5~38.5℃로 고열은 없으며 전형적인 급성 위장염을 일으키는데 복통, 설사, 구토가 주 증상이고 경우에 따라서는 혈변이 나오는 수도 있다.
• 감염경로 : 원인 식품은 어패류가 주이며 주로 5~11월(주로 7~9월) 사이에 많이 발생한다.

3) 병원 대장균 식중독(Enterotoxigenic Escherichia coli)

• 대표적인 원인균은 협의의 병원성 대장균(enteropathogenic E. coli), 창자(장)관침습성 대장균(enteroinvasive E. coli), 독소원성 대장균(Enterotoxigenic Escherichia coli)이다.
• 잠복기 : 일반적으로 유유아(乳幼兒)는 잠복기가 짧고 성인은 10~30시간 전후(평균 12시간)이다.
• 증상 : 유유아나 아이들은 급성 위장염을 일으키며 두통, 구토, 발열, 설사, 복통을 동반한다.

05 독소형 식중독

세균의 음식물 중에서 증식하여 산출된 창자독소(장독소)나 신경독소가 발생 원인이 된다.

1) 포도상구균 식중독(Staphylococcal food poisoning)

• 포도상구균은 황색포도상구균(Staphylococcus aureus)과 표피포도상구균으로 분류되는데 표피포도상구균은 영유아에서 화농의 원인이 되는 경우가 있으나 식중독의 원인이 되지는 않는다. 황색포도상구균은 식

중독 및 창상감염을 일으켜 화농성질환을 일으키는 원인균인데 식중독의 원인물질은 균이 생성하는 창자독소(장독소 enterotoxin)이다.

- 잠복기 : 1~6시간(평균 3시간) 정도이다.
- 증상 : 38℃ 이하로 고열은 없으며 타액분비, 복통, 설사, 구토가 있다.
- 감염경로 : 이 균에 오염된 우유, 크림, 버터, 치즈 등의 유제품에서 감염되고 김밥, 도시락에서 감염되는 경우도 흔하다.

2) 보툴리누스균 식중독(Botulism)

- 원인균은 Clostridium botulinum이며 이 균은 토양 및 자연계에 널리 분포되어 있고 통조림, 소시지 등 식품의 혐기성 상태에서 발육하여 신경독소(neurotoxin)를 분비한다.
- 잠복기 : 일반적으로 12~36시간이지만 2~4시간만에 신경증상이 나타나는 경우도 있다.
- 증상 : 신경계 증상이 주 증상으로 복시, 동공산대, 실성, 삼킴곤란(연하곤란), 호흡곤란 등이 나타나고 신경증상 전에 욕지기(오심), 구토, 복통, 설사 등의 소화계 증상이 나타나기도 한다.
- 감염경로 : 통조림, 소시지 등과 야채, 과일, 식육, 유제품 등이 혐기성 상태에 놓이게 되는 경우 문제가 된다.

3) 웰치균 식중독(Welchii)

- 원인균은 Clostridium welchii이다.
- 원인식품은 주로 수육제품이며 enterotoxin에 의한 독소형 식중독으로 위장계 장애를 일으키는데 치명률은 매우 낮으며 회복이 빠르다.

06 세균성 식중독

1) Allergy성 식중독

- Morganella균이 histamine함량이 많은 어육에 부착되어 증식함으로써 histidine을 탈탄산화시켜 만들어낸 다량의 histamine과 함께 생산된 부패 amine이 함께 작용하여 발생시킨다.
- 잠복기 : 일반적으로 5분~1시간이지만 보통 30분 전후이다.
- 증상 : 안면홍조, 작열통, 전신에 홍조를 띄고 두드러기

(담마진성 발진)가 생긴다. 욕지기(오심), 구토, 복통, 설사 등의 소화기계 증상은 거의 없으며 6~10시간이나 늦어도 24시간 이내에 회복된다.

2) 창자알균식중독(장구균 식중독 enterococcus food poisoning)

- 사슬알균(연쇄상구균)의 D군이 원인균이며 원인식품은 쇠고기, 고로케, 치즈, 분유, 두부 등이다.
- 잠복기 : 1~36시간(평균 5~10시간)이다.
- 증상 : 급성 위장염으로 설사, 복통, 구토가 있고 발열은 거의 없다.

07 동물성 자연독

1) 복어

- 원인 독성분은 tetrodotoxin($C_{11}H_{17}O_8N_3$)으로 복어의 난소, 간장, 고환, 위장 등에 많이 함유되어 있다.
- 증상 : 구순 및 혀의 지각마비, 사지의 운동마비, 언어장애, 호흡근마비 등으로 중추신경 및 말초신경에 대한 신경독을 일으킨다.

2) 조개

- 모시조개나 바지락 및 굴의 독성분은 venerupin이다.
- 증상 : 초기에 전신권태, 욕지기(오심), 구토, 변비, 두통 등이 있으며 배, 목, 다리 등의 피부밑(피하)에 출혈반점이 생긴다. 중증인 경우에는 피부밑(피하)출혈, 토혈, 혈변, 혼수 등이 나타난다.

08 식물성 자연독

1) 버섯

- 주요 독성분은 muscarin, muscaridine, cholin, neurin, phaline 등인데 일반적으로 muscarin에 의하는 경우가 많다.
- muscarin에 의한 중독은 식후 2시간 후쯤 나타나는데 부교감신경의 말초를 흥분시켜 각종 분비액의 증진, 축동을 일으키고 phalin에 의한 중독은 가슴통증(흉통), 경직, 경련, 구토, 설사 등을 일으킨다.

2) 감자

• 원인독은 solanin이며 위장장애, 허탈, 복통, 현기증을 일으키지만 발열 증상은 없다.

3) 청매

amygdalin이라는 배당체가 자기효소인 emulsin에 의해 분해되어 청산이 되어서 중독의 원인이 된다.

09 식품의 보존방법

1) 물리적 방법
• 가열법
• 냉장 및 냉동법
• 건조법
• 탈수법
• 자외선이나 방사선 이용법
• 통조림법, 병조림법, 밀봉법 등

2) 화학적 방법
• 방부제 첨가법
• 소금, 설탕 조림법

3) 물리 · 화학적 방법
• 훈연법
• 조미료나 산의 첨가법

10 방부제 조건

• 독성이 없고
• 미량으로 효과가 있어야 하며
• 무미, 무취해야 하고
• 허용된 첨가물을 사용할 것
• 식품에 어떤 변화가 없는 것이어야 한다.

11 식품첨가물

1) 보존료(chemical preservation)
• 식품의 변질과 부패를 방지하고 신선도를 유지하며 영양가 손실을 방지하기 위해 사용하는 물질
• 허가된 보존료는 디히드로 초산(치즈, 버터, 마가린), 소르빈산(식육제품, 치즈, 된장), 안식향산(청량음료, 간장), 프로피온산 나트륨(빵, 생과자, 치즈) 등이 있다.

2) 살균료(Bacteriocides gemicides)
• 식품의 부패 원인균 및 전염병균을 사멸시키기 위해 첨가하는 물질
• 허용 살균료는 표백분, 차아염소산 나트륨, 에칠렌 옥사이드 등이 있다.

3) 산화방지제(antioxidants)
• 공기 중의 산소로 인해 식품이 변질되는 것을 방지하기 위해 사용하는 물질
• 디부틸 히드록시 톨루엔, 몰식자산 프로필, 에리트로브신, L-아스코르빈산(vit. C), DL-α토코페롤(vit. E) 등이 있다.

4) 착색료(coloring matters)
타르색소가 8종, 타르색소의 알루미늄 레이크 7종, 비타르색소가 7종으로 총 22종이 허용되어 있다.

5) 조미료(seasonings)
• 단맛, 신맛, 짠맛, 쓴맛을 4원미라 하는데 매운맛, 풍미, 떫은맛, 청량미 등은 4원미의 복합미이다.
• 조미료는 핵산계, 아미노산계, 유기산계로 구분되어 있다.

6) 감미료(nonnutritive sweetners)
당질 이외의 감미를 가진 화학적 합성품을 총칭하는 것으로 영양가는 없다.

0001

베네루핀(venerupin) 독성물을 지닌 해산물로 옳은 것은?

① 복어　　　② 연어　　　③ 바지락　　　④ 꽁치　　　⑤ 문어

✥ 문헌　박희진, 기초의학II, 현문사, 2001, p.272

0002

아프라톡신(aflatoxin) 독소를 추출할 수 있는 식품으로 옳은 것은?

① 은행　　　② 감자　　　③ 매실　　　④ 땅콩　　　⑤ 보리

✥ 문헌　박희진 외, 공중보건학, 수문사, 2006, p.293

0003

다음과 같은 특징을 보이는 환자가 섭취한 음식으로 옳은 것은?

> ┤보기├
> • 오심, 구토, 두통을 호소하고 복부피하에 출혈반점이 나타난다.
> • 식중독환자의 가검물을 분석한 결과 베네루핀(venerupin)이 검출되었다.

① 전어　　　② 바지락　　　③ 고등어　　　④ 굴　　　⑤ 연어

✥ 문헌　박희진 외, EMT기초의학, 현문사, 2005, p.756

0004

자연독 식중독으로 분류할 수 있는 원인물질로 옳은 것은?

① 보툴리누스독소　　　② 살모넬라　　　③ 버섯독

④ 비소중독　　　⑤ 농약

✥ 문헌　김윤신 외, 공중보건학, 메디컬코리아, 2007, p.169

0005

다음과 같은 특징을 나타내는 식중독균은?

> ┤보기├
> • Gram양성 구균으로 아포를 형성하는 편성혐기성균이다.
> • 균의 독소는 신경독소이며 A, B, E, F형은 식중독을 유발한다.
> • 소시지, 훈제품, 통조림 등에서 발견된다.

① 장염 Vibrio 균　　　② Salmonella 균　　　③ Botulinus 균

④ Campylobacter 균　　　⑤ Welchii 균

✥ 문헌　김윤신 외, 공중보건학, 메디컬코리아, 2007, p.172

01
• 베네루핀 중독증 : 오심, 구토, 두통, 복부피하 출혈반점

02
• 땅콩 곰팡이에서 추출되는 아프라톡신(aflatoxin)은 발암물질로 알려져 있다.

03
• 바지락 등의 이패류는 베네루핀독을 함유한다.

04
• 자연독 식중독 원인물질은 복어독, 패류독, 버섯독, 감자독 등이 있다.

05
• 원인균은 보툴리누스균(Clostridium botulinum)이다.

06

- Dulcin은 설탕의 약 250배로 분해 시 p-aminophenol을 생성하여 혈액독, 중추신경계자극, 간종양 발생, 소화효소의 작용억제 등을 일으킨다.
- Auramine과 Rhodamine B, Silk scarlet 은 유해 착색료이며, Rongalite은 유해 표백제이다.

07

- 독버섯의 유독성분은 muscarine, choline, phaline, neurine, muscaridine, agaricic acid, piztoxin 등이 있으며 solanine은 감자의 유독성분이다.

08

- 시큐톡신(cicutoxin) : 독미나리 유독성분
- 테물린(temuline) : 독보리 유독성분
- 아미그달린(amygdalin) : 청매 유독성분

0009

- Tetrodotoxin($C_{11}H_{17}N_3O_8$)은 무색의 침상결정체로 물에 난용, 알칼리성에 불안정, 산에서 안정된 상태의 복어 중독의 원인독소이다.

10

- 포도상구균, 보툴리누스균, 웰치균 등은 독소형 식중독균이다.

0006

화학적 식중독을 일으키는 유해 감미료로 옳은 것은?

① Auramine ② Rhodamine B ③ Rongalite ④ Dulcin ⑤ Silk scarlet

✛ 문헌 김윤신 외, 공중보건학, 메디컬코리아, 2007, p.175

0007

독버섯의 유독성분으로 옳은 것은?

┤보기├
가. muscarine   나. choline   다. phaline   라. solanine

① 가, 나, 다 ② 가, 다 ③ 나, 라 ④ 라 ⑤ 가, 나, 다, 라

✛ 문헌 김윤신 외, 공중보건학, 메디컬코리아, 2007, p.180

0008

감자의 유독성분으로 옳은 것은?

① cicutoxin ② temuline ③ solanine ④ amygdalin ⑤ muscarine

✛ 문헌 김윤신 외, 공중보건학, 메디컬코리아, 2007, p.181

0009

식중독을 일으키는 'Tetrodotoxin' 독소를 갖는 어류로 옳은 것은?

① 가자미 ② 복어 ③ 전어 ④ 홍어 ⑤ 전기가오리

✛ 문헌 김윤신 외, 공중보건학, 메디컬코리아, 2007, p.183

0010

독소형 식중독균으로 옳은 것은?

① 포도상구균 ② 살모넬라균 ③ 장염비브리오균
④ 대장균 ⑤ 장염균

✛ 문헌 김양호 외, 공중보건학, 현문사, 2007, p.371

0011

테트로도톡신(Tetrodotoxin)독소를 갖는 어패류로 옳은 것은?

① 진주담채　　② 복어　　③ 모시조개　　④ 바지락　　⑤ 전기가오리

❖ 문헌 김양호 외, 공중보건학, 현문사, 2007, p.379

0012

다음과 같은 특징을 갖는 식중독 독소로 옳은 것은?

▋보기▋
• 발암성 곰팡이 독소이다　　　• 오염된 곡식이나 땅콩 등에서 발견된다.

① 베네루핀　　　　　② 무스카리딘　　　　　③ 솔라닌
④ 아플라톡신　　　　⑤ 청산

❖ 문헌 김양호 외, 공중보건학, 현문사, 2007, p.382

0013

세균번식을 억제할 수 있는 건조법의 수분함량으로 옳은 것은?

① 5% 이하　　② 10% 이하　　③ 15% 이하　　④ 20% 이하　　⑤ 25% 이하

❖ 문헌 김양호 외, 공중보건학, 현문사, 2007, p.384

0014

세균 생육을 방지하기 위한 산장(pickling)식품보관 시 적절한 pH로 옳은 것은?

① 2.5이하　　② 4.9이하　　③ 5.8이하　　④ 6.6이하　　⑤ 7.0이하

❖ 문헌 김성미 외, 공중보건학, 현문사, 2006, p.144

해설

11
• 복어의 테트로도톡신(Tetrodotoxin)은 일반적으로 알, 간, 난소 등에 많이 있다.

12
• 곰팡이 독소 중 식품위생적으로 가장 문제가 되는것은 Aspergillus flavus에 의해 산출되는 Aflatoxin이다.

13
• 곰팡이는 13% 이하에서도 번식이 가능하므로 곰팡이 억제의 경우는 생육이 불가능할 정도로 건조되어야 한다.

14
• 산장(pickling) : pH가 낮은 초산, 젖산을 이용하여 식품을 저장하는 방법으로 세균은 pH4.9 이하에서 생육하지 못하고, 효모는 pH3.1에서 생육하지 못한다.

15

• Salmonella는 그람음성간균으로 운동성이 있고, 가축이나 가금류에 의한 직접 오염도 문제이고 쥐의 배설물에 의한 2차 오염식품을 섭취할 때 감염된다.

16

• Auramine, Rhodamine B, p-Nitroaniline, Silk scarlet 등은 유해 착색료이며, Ethylene glycol은 감주, 팥앙금, 포도주 등에 불법 사용함으로써 체내에서 산화되어 수산으로 되고 신경, 신장 등의 장애를 일으킨다.

17

• Rongalite : 물엿의 표백에 부정 사용되며 아황산과 formaldehyde가 유리되어 신장을 자극하는 등 독성을 나타낸다.

18

• 붕산화합물 : 햄, 베이컨, 과자 등에 불법 사용되며 대사장애, 식욕감퇴, 소화불량, 장기 출혈 등을 일으킨다. 8~17g으로 사망할 수 있다.

0015

다음과 같은 특징을 갖는 식중독균으로 옳은 것은?

┃보기┃
• 원인균은 Salmonella typhimurium, S. Enteritidis 등이다.
• 가축이나 가금류에 의한 직접 오염도 문제이다.
• 잠복기는 12~24시간이며 두통, 구토, 복통, 설사, 발열 등이다.

① Campylobacter　② Yersinia　③ Botulinus
④ 장염 Vibrio　⑤ Salmonella

✛ 문헌 김윤신 외, 공중보건학, 메디컬코리아, 2007, p.170

0016

유해 감미료로 옳은 것은?

① Auramine　② Rhodamine B　③ Ethylene glycol
④ p-Nitroaniline　⑤ Silk scarlet

✛ 문헌 김윤신 외, 공중보건학, 메디컬코리아, 2007, p.176

0017

유해 표백제로 옳은 것은?

① Rongalite　② Ethylene glycol　③ Methyl alcohol
④ p-Nitroaniline　⑤ Silk scarlet

✛ 문헌 김윤신 외, 공중보건학, 메디컬코리아, 2007, p.177

0018

유해 보존료로 옳은 것은?

① 삼염화질소　② 붕산화합물　③ Rongalite　④ Auramine　⑤ Dulcin

✛ 문헌 김윤신 외, 공중보건학, 메디컬코리아, 2007, p.177

0019

독버섯의 유독성분으로 옳은 것은?

① solanine ② gossypol ③ amygdalin

④ muscarine ⑤ cicutoxin

   ✛ 문헌 김윤신 외, 공중보건학, 메디컬코리아, 2007, p.180

0020

Solanine 독성분을 가진 식물로 옳은 것은?

① 독버섯 ② 목화씨 ③ 콩류 ④ 미치광이풀 ⑤ 감자

   ✛ 문헌 김윤신 외, 공중보건학, 메디컬코리아, 2007, p.181

0021

독버섯의 일반적인 특성으로 옳은 것은?

┌ 보기 ┐
| |
| 가. 색이 아름답고 선명하다.   나. 악취가 난다. |
| 다. 쓴맛, 신맛이 있다.   라. 버섯을 끓이고 은수저를 넣었더니 흑변이 되었다. |

① 가, 나, 다 ② 가, 다 ③ 나, 라 ④ 라 ⑤ 가, 나, 다, 라

   ✛ 문헌 김윤신 외, 공중보건학, 메디컬코리아, 2007, p.181

0022

표백제로 허용된 약물로 옳은 것은?

① 아질산나트륨 ② 황산제일철 ③ 무수아황산

④ 초산비닐수지 ⑤ 질산칼륨

   ✛ 문헌 김윤신 외, 공중보건학, 메디컬코리아, 2007, p.186

해설

19
- 솔라닌(solanine) : 감자 유독성분
- 고시폴(gossypol) : 목화씨의 유독성분
- 아미그달린(amygdalin) : 청매의 유독성분
- 시큐톡신(cicutoxin) : 독미나리의 유독성분

20
- solanine은 비교적 열에 안정하고, 물에 녹지않으며, 생체내에서 cholinesterase의 작용을 억제한다.

21
- 버섯의 살이 세로로 쪼개지는 것은 무독하다.
- 유즙이 있거나 점성액이 나오면 유독하다.

22
- 아질산나트륨, 질산나트륨, 황산제일철 : 발색제
- 초산비닐수지 : 피막제

해설

0023

• 식품첨가물의 구비조건 :
 ─식품 제조가공에 필수불가결할 것
 ─식품의 이화학적 성질 등에 영향을 주지 않을 것
 ─식품의 외관을 좋게 할 것
 ─식품의 영양가를 유지시킬 수 있을 것
 ─인체에 무해할 것
 ─소량으로도 효과를 나타낼 것 등

식품첨가물의 구비조건으로 옳은 것은?

┃보기

가. 식품 제조가공에 필수불가결할 것
나. 식품의 이화학적 성질 등에 영향을 주지 않을 것
다. 식품의 외관을 좋게 할 것
라. 식품의 영양가를 유지시킬 수 있을 것

① 가, 나, 다 ② 가, 다 ③ 나, 라 ④ 라 ⑤ 가, 나, 다, 라

✛ 문헌 김성미 외, 공중보건학, 현문사, 2006, p.145

0024

• 산미료는 식품에 신맛을 부여하여 상쾌한 자극을 주어 소화액분비를 촉진하고 식욕을 돋구어 주기 위해 사용하는 물질로 사용기준이 없다.

사용기준이 없는 식품첨가물로 옳은 것은?

① 산미료 ② 감미료 ③ 조미료 ④ 착향료 ⑤ 착색료

✛ 문헌 김윤신 외, 공중보건학, 메디컬코리아, 2007, p.187

0025

• 호료(점증제) : 폴리아크릴산나트륨, 알긴산프로필렌글리콜 등이 있다.

다음과 같은 목적으로 사용하는 첨가물로 옳은 것은?

┃보기

• 식품의 점착성을 증가시키고 유화안정성을 좋게 하기 위하여
• 가공 중에 가열이나 보존 중 신선도를 유지하기 위하여
• 형체를 보존하고 촉감을 좋게 하기 위하여

① 개량제 ② 유화제 ③ 호료 ④ 이형제 ⑤ 추출제

✛ 문헌 김윤신 외, 공중보건학, 메디컬코리아, 2007, p.187

0026

• 용제로 글리세린이 허용되고 있다.

천연물의 유효성분이나 식품첨가물 등을 식품에 균일하게 혼합되도록 하기 위해 사용하는 물질로 옳은 것은?

① 추출제 ② 용제 ③ 이형제 ④ 호료 ⑤ 개량제

✛ 문헌 김윤신 외, 공중보건학, 메디컬코리아, 2007, p.188

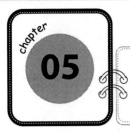

산업보건

01 산업장 환경

1) 공장의 입지 조건
- 안전과 보건문제
- 근로능력 문제
- 생산성 향상 문제

2) 작업환경의 조건
- 채광, 조명설비
- 난방, 냉방, 온습도 조절
- 환기설비 및 공기조정 설비
- 소음방지
- 진동방지
- 재해 예방 및 피난설비
- 폐기물 처리시설
- 복지후생시설

02 근로자 중심의 산업합리화

1) 근로자의 적정배치
- 신체계측 : 신장, 체중, 가슴둘레(흉위), 앉은키(좌고), 상완위 등의 조사
- 신체기능검사 : 악력, 배근력, 심폐기능, 시력, 색맹, 청력, 평형감각 등의 검사
- 건강진단 : 결핵, 고혈압, 간질 등의 진단
- 정신적 적성검사 : 지능검사, 성격검사, 직업 적성검사 등을 실시하여 산업의 합리화를 위한 근로자 관리에 활용

2) 작업동작의 합리화를 위한 고려사항
- 작업자세의 안정도
- 작업동작의 경제도
- 작업동작의 안정도
- 작업동작의 능률성

3) 작업시간 및 생활시간의 배분 합리화
- 근로시간과 통근시간의 배분 합리화
- 일상생활의 합리적인 시간 배분

4) 근로강도에 따른 작업 합리화
- 근로 강도나 양을 조사하여 능률을 향상시킨다.
- 육체적 작업 강도의 지표로 에너지 대사율이 이용된다.
  - 에너지 대사율(RMR : relative metabolic rate)

$$RMR = \frac{작업시\ 소비에너지 - 그와\ 같은\ 시간의\ 안정시\ 소비에너지}{기초대사량}$$

$$= \frac{근로대사량}{기초대사량}$$

- 노동의 강도에 따라 RMR이 다른데 경노동은 0~1, 중등노동은 1~2, 강노동은 2~4, 중노동은 4~7, 격노동은 7 이상으로 한다.

03 연소 근로자의 특성

우리나라 근로기준법에는 13세 미만자는 근로자로 사용하지 못하도록 규제하였으며 여자와 18세 미만자는 도덕상 또는 보건상 유해하거나 위험한 사업에 채용하지 못하도록 규제함으로써 13세부터 18세까지는 보호연령으로 되어 있다.

04 재해지표

재해의 정도를 분석하여 재해의 실상을 알고 그 방지 대책의 중요자료로서 활용가치가 있는 지표

- 건수율 $= \dfrac{재해\ 건수}{평균\ 실근로자\ 수} \times 1,000$

$$\bullet \text{도수율} = \frac{\text{재해 건수}}{\text{연 근로시간 수}} \times 1,000,000$$

$$\text{또는} = \frac{\text{근로 손실 실수}}{\text{평균 실근로자 수}} \times 1,000$$

$$\bullet \text{강도율} = \frac{\text{근로 손실 실수}}{\text{연 근로시간 수}} \times 1,000$$

다만 사망과 영구 폐질의 경우는 손실 일수를 7,500일로 계산한다.

$$\bullet \text{재해일수율} = \frac{\text{연 재해 일수}}{\text{연 근로시간 수}} \times 1,000$$

05 직업병

직업의 종류에 따라 그 직종이 가지고 있는 특정한 이유로 그 직종에 종사하는 사람에게만 발생하는 특정질환으로 발생원인은 근로조건, 온도, 분진, 세균 등이다.

- 직업병 발생원인
 - 근로조건에 의한 것 : 긴 근로시간과 잔업 및 불규칙적인 야간근무 등은 피로를 심화 시키고, 각종 질환에 쉽게 감염될 수 있게 하고 또한 산업재해를 야기시키기 쉽게 된다.
 - 작업방법에 의한 것 : 무거운 도구를 다루는 작업에서는 관절염, VDT 오퍼레이터에게는 장시간 화면을 주시하므로 인한 눈 피로 또는 동일 자세를 유지함으로 인한 근뼈대계(근골격계)의 피로 등 특유한 병이 발생한다.
 - 작업환경에 의한 것 : 작업하는 장소의 온도 또는 기압, 소음 등에 이상이 발생하게 되면 직업병이 발생되는 경우가 있다. 또한 작업장소의 공기 중에 부유하고 있는 유독가스가 피부에 접촉되어 장애가 일어난다.

- 주요한 직업병(3대 직업병)
 - 공업중독 : 옛날부터 알려진 대표적인 공업중독으로 납과 수은에 의한 중독이 있다. 그후 계속적인 새로운 공업 물질이 사용되면서 신종 공업 중독이 나타나게 되었다.

예) 세제 또는 도장, 접착 등에 널리 사용되는 유독용제 즉 벤젠, 톨루엔, 신나 등
 - 진폐증 : 진폐증은 옛날부터 광산에서 일하는 광부들에게 많이 발병했던 병으로 단단한 암석분말을 흡입하게 됨으로서 발생하게 된다. 암석 중 특히 유해한 유리 규산(SiO_2)의 먼지흡입으로 만성 섬유중식을 일으키는 대표적인 진폐증으로 규폐증이라고도 한다, 증상으로 허파(폐)의 변성과 호흡곤란 등이 발생하게 되고, 폐결핵 등 합병증을 수반한다.
 - 직업암 : 18세기 영국에서 굴뚝 청소부에게 피부암이 발생되었는데 그 원인이 석탄의 매연으로 밝혀짐에 따라 이를 예방하기 위해서 목욕을 하도록 권장하였다, 그 외에도 우라늄 광산 근로자의 폐암, x선 기사의 피부암 발생 등 특정한 직업인에게 많은 암이 발병하게 됨으로써 어떤 특정한 직업과 관련하여 암이 발생하게 된다는 것을 규명하게 되었다.

그 후 화학염료의 재료(벤지딘 benzene)에 의한 방광염 또는 석변에 의한 폐암발생도 알게 되었다.

1) 열중증

물리적 작업환경에 의해 발생하는 직업병으로 4가지 유형이 있다.

(1) 열경련
- 체내 수분 및 염분의 손실이 직접적인 원인이며 사지경련, 귀울림(이명), 구토, 현기증, 맥박 상승, 동공산대 등의 증상이 나타난다.
- 1~2L의 생리적 식염수를 주사하고 경증일 때는 2~3L의 식염수를 입안(경구)투여 한다.

(2) 열허탈증
- 말초 혈액순환의 부전으로 심박출량 감소, 피부혈관의 확장, 탈수 등이 원인이며 전신권태, 구토, 욕지기(오심), 어지럼증(현기증), 귀울림(이명) 등의 전구증상이 있고 땀을 많이 흘린다.
- 시원하게 해주고 강심제, 포도당, 생리적 식염수 주사 등을 하고 따뜻한 차를 복용시킨다.

(3) 울열증
- 체온 조절의 부조화로 뇌온의 상승에 의한 중추신경계

장애가 원인이고 체온의 이상 상승, 두통, 어지럼증(현기증), 귀울림(이명), 복시, 혼수, 동공반응 소실 등이 나타난다.
- 생리식염수를 주사하고 시원하게 해주며 머리부위를 냉각시키고 냉수를 복용시킨다.

⑷ 열쇠약증
- 만성적 체열 소모로 발생하고 전신권태, 식욕부진, 위장장애, 빈혈 등이 나타난다.
- 비타민 B_1의 공급과 영양공급, 휴양이 필요하다.

⑸ 열성발진(heat rash)
- 습난한 기후대에 머물거나 계속적인 고온다습한 대기에 폭로될 때 발생한다.
- 땀샘이 막혀 발적된 수포가 나타나고 발한도 저하된다.

2) 열중증의 직접적인 원인
- 체온 조절기능 이상
- 순환기능의 실조
- 수분, 식염의 손실

3) 이상저온 작업장애
- 기류가 1초에 1m이상일 때 평균 3℃가 하강하여 동상, 동창, 참호족 등이 발생한다.
- 동상
  - 1도 : 발적, 종창이 있다.
  - 2도 : 수포형성에 의한 삼출성 염증상태
  - 3도 : 국소조직의 괴사상태

4) 한랭장애의 예방
- 젖은 양말은 신지 않는다.
- 발은 깨끗이 하고 잘 말려준다.
- 손발을 잘 문질러 혈액순환을 돕는다.
- 신발은 꼭 끼지 않는 것이 좋다.

06 소음성 난청
- 소음성 난청의 발병은 일반적으로 90phone 이상의 작업장에서 1일 수 시간씩 작업할 때 발병하는 것으로, 자각증상은 귀울림(이명), 귀통증(이통), 두통, 어지럼증(현

기증), 초조감, 불면 등이 나타난다.
- 초기증상은 4,000c/s영역에서 나타나고 일반적으로 3,000~6,000c/s의 고음역에서 발생한다.

07 잠함병(Caison disease)
- 잠수와 같은 높은 수압 아래서 작업을 하다가 수면 밖으로 나오게 되면 감압하여 혈중의 N_2가 O_2나 CO와 함께 체외로 배출되지 않고 혈중으로 유입되어 질소가스 색전증을 일으키는 것이다.
- 압력의 급격한 감소로 생기는 신체장애를 감압병(decompression sickness)이라고 한다.

08 레이노병(Raynaud's disease)

수지의 간헐적인 창백, 청색증(cyanosis)을 주증상으로 하는데 말초혈관의 폐색은 나타나지 않으며 동통, 저림, 냉감이 나타나는 진동작업자에게 잘 발생하는 직업병이다.

❖ 레이노(Raynaud's phenomenon)현상
압축공기를 이용한 여러 가지 진동공구를 사용하는 근로자들의 손가락에 일어나는 수지 창백 현상으로 일명 손가락이 죽어가는 증상 또는 백지병이라고도 한다. 한랭한 주위환경에 폭로되면 더욱 악화되며, 이 현상은 공구사용법, 공구의 진동속도, 폭로시간, 개인의 체질 등이 문제된다. 이외에도 뼈 및 관절의 장해와 내분비계 및 기타 장해를 일으키기도 한다.

09 분진에 의한 장해

1) 규소폐증(Silicosis)
- 규소폐증은 대표적인 진폐증으로 유리 규산(SiO_2)의 분진 흡입으로 허파(폐)에 만성섬유 증식을 일으키는 질환이며 서서히 장애의식 없이 진행되어 허파(폐)의 기능장애를 가져오는 것으로 연중독, Benzene 중독과 함께 3대 직업병의 하나이다.
- 발생가능 산업 : 금속광산, 금속제련소, 암석분쇄, 주물업, 요업, 채광업 등

2) 석면폐증

- 작업경력이 4~5년이면 허파꽈리(폐포)의 사이질(간질)에 섬유증식이 발생할 수 있다.
- 석면 분진의 크기가 2~5㎕인 것이 가장 유해하다.
- 발생가능 산업 : 소화용제, 절연제, 내화직물 가공업
- 호흡곤란, 기침, 가래(객담), 가슴통증(흉통)을 호소한다.

10 공업중독

1) 납중독
- 호흡기와 입안(경구) 침입이 많고 간장, 콩팥(신장), 샘창자(십이지장) 등의 장기에서 많이 검출된다.
- 4대 증상은
  - 연빈혈
  - 연연(鉛緣)(치은연(齒緣), 잇몸에 암자색의 착색이 생기는 것)
  - 염기성 과립적혈구수의 증가
  - 소변의 코프로포르피린(corproporphyrin) 검출

2) 수은중독
- 농약에 의한 유기수은중독이 문제다.
- 발생가능 산업 : 수은광산의 갱내작업, 수은의 정련, 수은 봉입작업, 수은전해 작업 등
- 자각증상 : 피로감, 기억력 감퇴, 두통, 구토, 복통, 입안염(구내염), 설사 등의 증상이 있다.
- 급성중독시는 혈성의 구토, 소화기 점막의 부식, 궤양, 콩팥염증(신염) 등을 일으킨다.
- 만성중독시는 청력, 시력, 언어장해 및 보행장애가 나타난다.

3) 크롬중독
- 금속 크롬은 무해하나 산화물 및 그 염이 유해하다.
- 발생가능 산업 : 크롬 도금작업, 크롬산염을 촉매로 하는 작업 등
- 자각증상 : 코염(비염), 인두염, 기관지염, 특히 코중격천공 등의 증상이 있다.

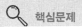

0001

직업병의 발생원인과 거리가 먼 것은?

① 근로조건   ② 온도   ③ 휴식시설   ④ 분진   ⑤ 세균

✣ 문헌 박희진 외, EMT기초의학, 현문사, 2005, p.762

0002

작업 환경과 직업병의 연결이 틀린 것은?

① 고온 - 열중증   ② 저기압 - 고산소증   ③ 진동 - 레이노씨병

④ 고기압 - 감압병   ⑤ 적외선 - 백내장

✣ 문헌 박희진 외, EMT기초의학, 현문사, 2005, p.762

0003

직업병의 예방대책으로 옳은?

┃ 보기 ┃
| 가. 채용 시 건강검진 강화 | 나. 근로자의 스트레스 해소 |
| 다. 작업공정 단순화 | 라. 유해요인 관리 |

① 가, 나, 다   ② 가, 다   ③ 나, 라   ④ 라   ⑤ 가, 나, 다, 라

✣ 문헌 김윤신 외, 공중보건학, 메디컬코리아, 2007, p.41

0004

소음이 청력에 미치는 영향으로 옳은 것은?

┃ 보기 ┃
| 가. 청력손실 | 나. 이명 | 다. 고막함몰 | 라. 고막비후 |

① 가, 나, 다   ② 가, 다   ③ 나, 라   ④ 라   ⑤ 가, 나, 다, 라

✣ 문헌 김윤신 외, 공중보건학, 메디컬코리아, 2007, p.133

해설

01
• 온도, 기압, 소음 등은 작업환경에 의한 직업병 원인이다.

02
• 저기압의 경우에는 청색증

03
• 유해요인에 노출되어 있는 근로자를 보호하고, 작업장 주변의 지역사회도 위험요인이 없도록 한다.

04
• 강한 소음에 노출되면 소음성난청이 발생하는데, 이것은 코르티기관 내 모세포의 일부가 손상을 입은 것이다.

정답   1.③ 2.② 3.③ 4.⑤

해설

005

• 전염병 발생의 3대 요인 : 전염원, 전염경로, 감수성 있는 숙주

0005

전염병 발생의 요인으로 옳은 것은?

┃ 보기 ┃

| 가. 전염원 | 나. 전염경로 | 다. 감수성 있는 숙주 | 라. 계절 |

① 가, 나, 다　　② 가, 다　　③ 나, 라　　④ 라　　⑤ 가, 나, 다, 라

✢ 문헌 김양호 외, 공중보건학, 현문사, 2007, p.50

006

• 격렬한 근육운동 등은 작업요인이며, 취급물질 등은 환경요인이다. 작업강도와 작업시간은 간접적인 요인으로 작용한다.

0006

직업병의 발생요인으로 옳은 것은?

┃ 보기 ┃

| 가. 작업요인 | 나. 취급물질 |
| 다. 작업강도 | 라. 작업시간 |

① 가, 나, 다　　② 가, 다　　③ 나, 라　　④ 라　　⑤ 가, 나, 다, 라

✢ 문헌 김양호 외, 공중보건학, 현문사, 2007, p.340

007

• 진동현상에 의해 진동병 유발이 발생할 수 있다.

0007

직업병의 직접적인 원인으로 옳은 것은?

① 진동현상　　② 작업시간　　③ 작업강도　　④ 작업환경　　⑤ 기후조건

✢ 문헌 김윤신 외, 공중보건학, 메디컬코리아, 2007, p.38

008

• 작업장의 먼지에 의한 직업병: 진폐증, 규폐증, 석면폐증, 금속열 등

0008

작업장의 먼지에 의한 직업병으로 옳은 것은?

① 레이노병(Raynaud' s disease)　　② 난청

③ 잠함병　　④ 규폐증

⑤ 울혈증

✢ 문헌 구성회 외, 공중보건학, 고문사, 2007, p.175

0009

섬유화먼지에 의한 진폐증으로 옳은 것은?

① 흑연폐증   ② 철폐증   ③ 석면폐증

④ 면폐증   ⑤ 농부폐증

✢ 문헌 김양호 외, 공중보건학, 현문사, 2007, p.353

0010

진동을 측정하는 단위로 옳은 것은?

① ppm   ② %   ③ Hz   ④ nm   ⑤ ‰

✢ 문헌 김윤신 외, 공중보건학, 메디컬코리아, 2007, p.135

0011

다음과 같은 특징을 갖는 직업병으로 옳은 것은?

보기
- 암석분말을 흡입한 광부에서 많이 발생
- 분진흡입에 의하여 폐에 조직반응을 일으킨 상태
- 폐의 변성을 초래하고 무기성과 유기성 분진이 있다.

① 탄광부폐증   ② 규폐증   ③ 포스겐중독증

④ 진폐증   ⑤ 규폐성폐결핵

✢ 문헌 김동석 외, 공중보건학, 수문사, 2009, p.275

해설

09
- 비활성 먼지 : 흑연폐증, 철폐증, 칼슘폐증, 주석폐증 등
- 섬유화 먼지 : 규폐증, 석면폐증, 활석폐증 등
- 유기성 먼지 : 인쇄공 천식, 농부폐증, 사탕수수폐증, 면폐증 등

10
- 1초 동안에 완전한 운동주기가 일어나는 횟수를 주파수라고 Herz(Hz)로 측정된다.

11
- 진폐증
  - 암석분말을 흡입한 광부에서 많이 발생
  - 분진흡입에 의하여 폐에 조직반응을 일으킨 상태
  - 폐의 변성을 초래하고 무기성과 유기성 분진이 있다.

역 학

01 역학(Epidemiology)의 정의

인간집단을 대상으로 그 구성원들로탕터 발생되는 건강에서 사망에 이르기까지 질병의 발생, 분포 및 경향의 양상을 명확히 하고, 그 질병의 분포 및 경향을 결정하는 각종 요인들을 규명함으로써 그 원인을 탐구하고, 이에 대한 예방대책을 수립하는 학문이다.

02 역학의 역할

- 질병의 원인 규명 역할
- 질병발생과 유행의 감시역할
- 보건사업의 기획과 평가자료 제공 역할
- 질병의 자연사를 연구하는 역할
- 임상분야에 활용하는 역할

03 기술역학(Descriptive epidemiology)

- 인구집단을 대상으로 질병의 발생, 분포, 발생경향 등에 대하여 그 집단의 특성에 따라 기록하여 조사, 연구하는 1단계적 역학이다.
- 기술역학에서 인구집단의 특성
  - 인적특성(who : 연령, 성별, 인종, 결혼이나 경제적 상태, 직업이나 가족 상태)
  - 지역적인 특성(Where : 국가나 지역사회의 특성)
  - 시간적인 특성(When : 질병유행의 주기적, 계절적 변화)
  - 질병발생의 원인적 특성(What) 등이 기록되어야 한다.

04 분석역학(Analytic epidemiology)

분석역학이란 기술역학의 결과를 바탕으로 질병발생에 대한 가설을 설정하고 이에 대하여 'why'를 규명하려는 2단계적 역학이다.

기술역학을 통하여 구체적인 가설(질병발생의 요인들에 대한 가설)을 설정, 이를 실제로 관측 조사해서 얻은 자료를 분석하여 이 가설이 옳은지 그른지를 가려내는 것을 내용으로 하는 역학이다.

1) 역학적 조사 방법
- 단면조사 연구
- 환자와 대조군의 비교 연구
- 코호트 연구

2) 코호트(Cohort) 연구
- 동일한 특성을 가진 인구 집단이란 뜻
- 전향성 코호트 조사(prospective cohort study) : 현재의 원인에 의하여 앞으로 어떤 결과를 나타낼지를 조사하는 것
- 후향성 코호트 조사(retrospective cohort study) : 현재 나타난 결과가 과거 어떤 요인이 원인이 되었는가를 규명하고자 하는 조사
- 장점
  - 요인에 편견이 개입될 여지가 없다.
  - 다른 질병과의 관계를 파악할 수 있다.
  - 코호트 조사에서 얻은 결과를 모집단에 적용할 수 있다.
  - 원인적 연관성을 확정하는데 도움이 되는 시간적 속발성, 상대 위험비, 그리고 양반응관계를 비교적 정확히 파악할 수 있다.
- 단점
  - 희귀한 질병의 조사에는 적합하지 않다.
  - 질병의 분류에 오류를 범하고, 대상자가 많아 경비, 노력, 시간이 많이 든다.
  - 장기간의 추적조사로 인하여 연구진행 중 탈락자가 많아질 우려가 있으며 이로 인해 연구결과의 정확도에 문제가 발생할 수 있다.
  - 진단방법과 기준에 변동이 생길 우려가 있다.

표 52-1

흡연여부/폐암유무	폐암 환자	건강자	계
흡연	a	b	a+b
비흡연	c	d	c+d
계	a+c	b+d	−

3) 질병 발생의 위험도 측정

(1) 비교위험도(relative risk) 측정
ex)흡연이 폐암 발생에 영향을 미친다고 한다면 그 위
험도는 얼마나 되는지를 산출하는 방법은?

표 52-1 참조

- 비교위험도 $= \dfrac{\text{위험요인에 폭로된 집단의 발병률}}{\text{비폭로 집단의 발병률}}$

$$= \frac{a}{a+b} \div \frac{c}{c+d} = \frac{a(c+d)}{c(a+b)}$$

4) 역학조사의 특성

- 조사자의 관찰 오차 방지
- 조사자의 편견 배제
- 자료처리 과정의 오차 방지
- 조사결과의 해석상의 오차 방지
- 조사대상 개체 및 인구집단의 변동 방지

05 이론역학(Theoritical epidemiology)

전염병의 발생모델과 유행현상을 수리적으로 분석하여 이
론적으로 유행법칙이나 현상을 수식화하는 3단계 역학이
라 할 수 있다.

06 실험역학(Experimental epidemiology)

- 질병발생의 원인을 실험적으로 규명하는 것으로 연구대
상에게 어떤 실험조작, 자극 등을 주어 그 반응이나 결
과를 보는 것
- 원인관계를 검증하는 데 증거를 제시해 준다.
- 유의점
  - 무작위 추출할당
  - 이중맹검법
  - 위약 투여법

07 작전역학(Operational epidemiology)

- 보건사업의 효과를 그들의 목적성취 여부를 근거로 평
가하는 것
- 사업의 운영과정에 관한 연구를 하는 것
- 투입된 예산, 경비, 노력에 대한 결과나 효과를 관련시
켜 연구하는 것
- 사업의 수용이나 거부반응을 일으키는데 영향을 미치는
요인들을 규명하는 것
- 지역사회 보건문제 해결을 위한 여러 가지 접근방법을
비교 평가하는 것

해설

01

• 성별로는 남자가 많다.

0001

식중독 발생의 역학적 특징이 아닌 것은?

① 급격히 집단적으로 발생한다.

② 발생지역이 국한되어 있다.

③ 여름철에 많다.

④ 연령적으로 특징은 없으나 보통 20~24세가 많다.

⑤ 성별로는 여자가 많다.

❖ 문헌 박희진 외, EMT기초의학, 현문사, 2005, p.753

02

• 질병발생의 역학적 모형 중 가장 보편적으로 인정되는 것은 병인, 숙주, 환경 3가지 요인의 상호관계로 설명한다.

0002

질병유행에 영향을 주는 역학의 기본 인자로 옳은 것은?

▎보기▎

| 가. 병인 | 나. 숙주 | 다. 환경 | 라. 소득 |

① 가, 나, 다　　② 가, 다　　③ 나, 라　　④ 라　　⑤ 가, 나, 다, 라

❖ 문헌 박희진 외, 공중보건학, 수문사, 2006, p.53

03

• 현재 나타난 결과가 과거 어떤요인이 원인이 되었는가를 규명하는 것은 후향적 코호트조사이다.

0003

현재의 원인에 의하여 앞으로 어떤 결과를 나타낼지를 조사하는 역학조사 방법으로 옳은 것은?

① 비교위험도측정　　② 이론역학　　③ 전향성 코호트조사

④ 기술역학　　⑤ 실험역학

❖ 문헌 박희진 외, EMT기초의학, 현문사, 2005, p.769

04

• 인구학적 특성 : 연령, 성별, 인종, 결혼이나 경제적 상태
• 지역적 특성 : 국가나 지역사회 특성
• 시간적 특성 : 질병 유행의 주기적, 계절적 변화
• 질병발생의 원인적 특성 : 질병의 특성

0004

인구집단에서 질병이나 건강수준의 분포양상, 발생경향 등을 파악하기 위한 기술역학 조사에서 필요한 기본사항으로 옳은 것은?

▎보기▎

| 가. 인구학적 특성 | 나. 지역적 특성 |
| 다. 시간적 특성 | 라. 질병발생의 원인적 특성 |

① 가, 나, 다　　② 가, 다　　③ 나, 라　　④ 라　　⑤ 가, 나, 다, 라

❖ 문헌 김윤신 외, 공중보건학, 메디컬코리아, 2007, p.197

0005

다음과 같은 방법으로 연구되는 역학으로 옳은 것은?

| 보기 |

- 질병발생 원인에 대한 가설을 얻기 위해 시행한다.
- 질병 발생사실에 대해 계획적 조사를 실시한다.
- 질병발생에서 종결까지의 질병 자연사를 기술한다.

① 기술역학 ② 분석역학 ③ 이론역학

④ 실험역학 ⑤ 작전역학

❖ 문헌 김양호 외, 공중보건학, 현문사, 2007, p.37

0006

역학의 4대 현상으로 옳은 것은?

| 보기 |

| 가. 인구학적 특성 나. 지역적 특성 다. 시간적 특성 라. 생물학적 특성 |

① 가, 나, 다 ② 가, 다 ③ 나, 라 ④ 라 ⑤ 가, 나, 다, 라

❖ 문헌 김양호 외, 공중보건학, 현문사, 2007, p.37

0007

역학에서 코호트연구의 개념으로 옳은 것은?

① 원인요소와 질병을 동시에 조사연구

② 특정질환에 걸려있는 환자군과 이환되지 않은 대조군의 비율비교

③ 질병과 관련있는 집단과 관련없는 집단의 비교

④ 질병발생 결과와 유행현상의 비교

⑤ 질병발생 원인을 실험적으로 규명

❖ 문헌 김양호 외, 공중보건학, 현문사, 2007, p.42

0008

기술역학조사에서 필요한 기본사항으로 옳은 것은?

| 보기 |

| 가. 인구학적 특성 나. 지역성 특성 |
| 다. 시간적 특성 라. 질병발생의 원인적 특성 |

① 가, 나, 다 ② 가, 다 ③ 나, 라 ④ 라 ⑤ 가, 나, 다, 라

❖ 문헌 김윤신 외, 공중보건학, 메디컬코리아, 2007, p.197

09

• 분석역학 : 기술역학의 결과를 바탕으로 질병발생에 대한 가설을 설정하고 가설에 대한 이유를 규명하는 역학

0009

분석역학적 조사방법으로 옳은 것은?

┃ 보기 ┃
가. 단면조사연구   나. 환자와 대조군의 비교연구
다. 코호트연구   라. 전향성 및 후향성 연구

① 가, 나, 다   ② 가, 다   ③ 나, 라   ④ 라   ⑤ 가, 나, 다, 라

✛ 문헌 김윤신 외, 공중보건학, 메디컬코리아, 2007, p.198

10

• 단면적 연구의 장점 : 시간과 경비의 절약, 대상질환의 유병률을 포함한 역학적 특성을 파악하기가 용이하다.
• 단면적 연구의 단점 : 상관관계만 알 수 있을 뿐, 인과관계의 구별이 어렵다.
• 코호트연구의 장점 : 질병발생의 위험률을 직접 구할 수 있다.
• 코호트연구의 단점 : 시간, 노력, 비용이 많이 든다.

0010

다음과 같은 특징을 갖는 역학조사로 옳은 것은?

┃ 보기 ┃
• 설정된 구체적인 가설을 증명한다.
• 단면조사와 코호트연구 등으로 조사한다.
• 질병의 특정요인과 인간과의 관계를 밝힌다.

① 분석역학   ② 혈청역학   ③ 실험역학   ④ 기술역학   ⑤ 작전역학

✛ 문헌 김양호 외, 공중보건학, 현문사, 2007, p.39

① 아   ⑨ 6

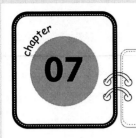

chapter

07 전염병 관리

01 전염병 유행

1) 3대 요인
- 병원체를 내포한 모든 전염원(source of infection)
- 병원체 전파수단이 되는 전염경로(route of transmission)
- 감수성 있는 숙주(susceptible host)

2) 전염병 발생의 기본인자
- 병인(agent factors)−병원체, 병원소
  - 외계에서의 생존 및 생식 능력
  - 숙주로의 침입 및 감염 능력
  - 질병을 일으키는 능력
  - 전파의 난이성
- 숙주(host factors)−침입, 숙주의 감수성(면역)
  - 생물학적 요인(연령, 성별, 종족, 면역 등 선천성 요인)
  - 형태적 요인(직업, 개인위생, 생활 습관 등)
  - 체질적 요인(선천적, 후천적 저항력, 건강 및 영양상태 등)
- 환경(environmental factors)−탈출, 전파, 신숙주내 침입
  - 생물학적 환경(병원체가 기생, 전파할 수 있는 환경)
  - 물리학적 환경(기후, 지형, 직업, 주거 이외 인간 생활과 관련된 환경)
  - 사회 경제적 환경(인구분포, 사회구조, 문화권 및 경제수준 등)

3) 유행조사
- 목적 : 유행이란 평상시 기대되는 환자의 발생 수보다 더 많이 발생할 때를 말하며 유행 조사는 전염병의 발생과정을 역학적으로 규명하고 유행을 효과적으로 관리하는 데 목적이 있다.
- 유행조사 순서
  환자의 진단확인 → 유행여부 확인 → 발생일시 확인 → 유행의 지리적 분포확인 → 환자의 인적 특성 확인 → 유행의 가설 설정 및 가설의 검증 → 전파 예방대책 수립

02 전염병 생성과정

병원체 → 병원소 → 병원소로부터 병원체의 탈출 → 전파 → 새로운 숙주에의 침입 → 감수성 숙주의 감염

03 감염(Infection)

- 미생물이 생물체내에 침입하여 질병을 일으키는 경우
- 증상감염(현성감염 Apparent infection) : 임상적인 증세가 있는 감염 형태
- 무증상감염(불현성감염 Inapparent infection) : 임상증세가 없는 감염상태이며 병의 과거력을 체크 가능
- 혼합감염 : 2종이상의 병원균이 함께 침입되어 있는 경우
- 중감염 : 감염되어 있는 상태에서 동일 병원균이 다시 침입한 경우
- 자가감염 : 자신이 가지고 있는 병원균에 의해 자기 자신이 다시 감염되는 경우

04 보균자(Carrier)−인간병원소

증상은 없으나 병원체를 배출함으로써 다른 사람에게 병을 전파시킬 수 있는 사람.
- 병후보균자(convalescent carrier)(회복기 보균자)
  : 전염성 질환에 이환하여 그 임상증상이 완전히 소실되었는데도 불구하고 병원체를 배출하는 보균자(장티푸스, 이질, 디프테리아, 살모넬라균, 바이러스성 간염)
- 잠복기 보균자(incubatory carrier)
  : 어떤 질환에 감염된 후 임상적인 증상이 나타나 잠복기간 중에 병원체를 배출하는 감염자(홍역, 백일해, 볼거리(유행성귀밑샘염), 수두)

• 건강보균자
 - 감염에 의한 임상증상이 전혀 없고 건강자와 다름이 없지만 병원체를 보유하는 보균자
 - 건강보균자와 잠복환자의 차이점은 건강보균자는 임상적 이환이 되지 않으나 잠복환자는 이환이 된다.
 - 병원체에 감염은 받아도 처음부터 증상을 나타내지 않는 보균자로 보건관리가 제일 어렵다(소아마비, 일본뇌염, 유행성수막염, 바이러스성 간염).
• 병원체가 숙주로부터 배출되는 지속기간에 따라
 - 일시적 보균자
 - 영구적 보균자
 - 만성보균자(여러 해 일생 동안 균을 배출하는 보균자 유형)

05 전염병의 전파방식(Mode of transmission)

• 직접전파(direct transmission) : 숙주에서 숙주로의 직접적인 전달로 신체접촉, 키스, 성교, 재채기, 기침 등으로 전파된다.
• 간접전파(indirect transmission) : 사람의 손, 파리, 음식 등 매개물을 거쳐서 전파된다.
• 공기전파(air borne transmission) : 먼지와 비말핵(droplet nuclei)에 의해 전파된다.
• 절지동물에 의한 전파
 - 생물학적 전파양식 : 증식형, 발육형, 발육증식형, 배설형, 경란형 등으로 전파한다.

06 인축공통전염병(Zoonosis)

• 소 : 결핵, 탄저, 파상열, 살모넬라증
• 돼지 : 살모넬라증, 파상열, 탄저, 일본뇌염
• 양 : 탄저, 파상열
• 개 : 광견병
• 말 : 탄저, 유행성 뇌염
• 쥐 : 페스트, 발진열, 살모넬라증, 렙토스필라증
• 고양이 : 살모넬라증

07 면역

1) 종류

• 선천적 면역(inherent immunity) : 인종, 종족, 개인의 특이성이 있다.
• 후천적 면역(acquired immunity)
 - 능동면역(active immunity) : 자동능동면역(natural active immunity), 인공능동면역(artificial immunity)
 - 수동면역(passive immunity) : 자동수동면역(natural passive immunity), 인공수동면역(artificial passive immunity)

2) 능동면역

숙주 스스로가 면역체를 형성하여 면역을 지니게 되는 것으로 어떤 항원의 자극에 의하여 항체가 형성되어 있는 상태를 말한다.

3) 수동면역

다른 숙주에 의해서 형성된 면역체를 받아서 면역력을 지니게 되는 경우로 자동수동면역은 모체로부터 태반이나 수유를 통하여 받은 면역이고 γ-globulin이나 antitoxin 등 인공제제를 접종하여 얻게 되는 면역은 인공수동면역이라고 한다.

08 법정 전염병

• 1군 전염병 : 콜레라, 페스트, 세균성 이질, 장티푸스, 파라티푸스, 발진티푸스, 황열, 디프테리아, 두창
• 2군 전염병 : 백일해, 일본뇌염, 홍역, 유행성 귀밑샘염, 유행성 출혈열, 공수병, 말라리아, 재귀열, 발진열, 폴리오, 아메바성 이질, 수막구균성 수막염, 파상풍, AIDS
• 3군 전염병 : 결핵, 나병, 성병, 유행성 간염 등으로 관리 시 환자의 '지속적인 감시'가 필요하다.

09 급만성 전염병관리

1) 소화기계 전염병

(1) 장티푸스(typhoid fever)
• 병원체 : Salmonella typhi
• 병원소 및 전염원 : 환자와 보균자이고 오염음식물 및 오염해산물이 전염원이다.
• 전파 : 대변 → 물 → 파리, 곤충 등

- 잠복기 : 1～3주 전후
- 감염부위 : 창자(장)의 림프조직, 쓸개(담낭), 콩팥(신장)
- 증상 : 몸이 나른하고 식욕이 없어지며 두통, 허리통증, 관절통, 오한, 발열이 있고 5～6일 후에는 40℃ 전후의 열이 있다.

(2) 콜레라(cholera)
- 병원체 : Vibrio cholerae
- 병원소 및 전염원 : 환자와 보균자이고 대변 및 토사물에 의한 오염수, 오염음식물 및 오염식기이다.
- 전파 : 대변, 토사물 → 물, 오염음식물
- 잠복기 : 12～48시간이지만 최장 5일 경우도 있다.
- 증상 : 심한 설사가 있고 구토 등으로 탈수상태에 빠질 수 있다. 심하면 산독증과 순환성 허탈증에 빠지는 급성 장관질환이다.

(3) 세균성 이질(bacillary dysentery)
- 병원체 : Shigella dysenthriae, Sh. boydii, Sh. sonnei
- 병원소 및 전염원 : 환자와 보균자이고 오염음식물 및 오염수이다.
- 전파 : 대변 → 물 → 파리, 곤충 등
- 잠복기 : 2～7일 전후의 잠복기가 있고 전염기간은 2～3주간이다.

(4) 폴리오(급성회백수염 poliomyelitis)
- 병원체 : Polio virus
- 병원소 및 전염원 : 환자 및 불현성 감염자
- 전파 : 대변, 호흡기계 분비물 → 오염음식물
- 잠복기 : 1～3주 전후

(5) 유행성 간염(infectious hepatitis)
- 병원체 : A형 및 B형 간염 virus
  - A형은 분변오염에 의한 전염성 간염이며 B형보다 전염성이 강하지만 회복이 빠르다.
  - B형은 수혈이나 오염 주사기 및 모체로부터 수직감염이 잘되어 혈청성 감염이라고도 하며 만성화되는 경우가 많다.
- 병원소 : 환자
- 전파 : 대변 → 음식물, 또는 수혈

2) 호흡기계 전염병

(1) 디프테리아(diphtheria)
- 병원체 : Corynebacterium diphtheriae
- 병원소 및 전염원 : 환자와 보균자이고 특히 보균자에 의한 전파가 많다.
- 전파 : 환자나 보균자의 콧물, 인후 분비물, 기침, 피부의 상처를 통해 직접 전파된다.

(2) 백일해(wooping cough)
- 병원체 : hemophilus pertussis
- 병원소 : 환자
- 전파 : 비말감염
- 잠복기 : 1주 전후

(3) 홍역(measles)
- 병원체 : virus
- 병원소 : 환자
- 전파 : 환자의 객담, 코인후 분비물의 비말감염

(4) 유행성 귀밑샘염(이하선염 mumps)
- 병원체 : virus로 비말이나 공기로 전파되고 귀밑샘(이하선)이나 고환, 난소, 젖샘(유선) 등에 발병한다.
- 생식선이 감염에 주의한다.

(5) 풍진(german measles)
- 병원체는 virus로 비말이나 공기로 전파되고 코부위(비부)와 후두부로 체내 침입을 한다.
- 임신 초기에 이환되면 모체에 감염된 바이러스가 태반을 통하여 태아에게 감염됨으로써 기형, 정신박약, 태아 사망을 초래한다.
- 잠복기는 2～3주이며 열고 발진이 있을 때는 유행성 귀밑샘염과 마찬가지로 격리해야 한다.

3) 절족동물 매개 전염병

(1) 페스트(plaugue)
- 병원체 : Pasteurella pestis
- 병원소 : 야생설치류, 집쥐, 환자
- 전파 : 쥐벼룩에 의해 쥐에서 쥐로 전파되고 쥐벼룩이

흡혈시 위(stomach)로부터 페스트균을 토출해서 사람에게 전파시킨다.
- 잠복기 : 선페스트는 2~6일이고 폐페스트는 3~4일 정도이다.

(2) 발진티푸스(epidemic typhus)
- 병원체 : Rickettsia prowazeki
- 병원소 : 환자
- 전파 : 이(louse)의 창자(장)내에서 증식된 병원체가 배설물로 탈출되어 상처로 들어오거나 먼지를 통해 호흡기로 들어온다.

(3) 말라리아(malaria)
- 병원체 : Plasmodium vivax, P. falciparum, P. ovalae
- 병원소 : 환자, 보충자
- 전파 : 학질모기

(4) 유행성 일본뇌염
- 병원체 : Virus
- 병원소 : 돼지
- 전파 : 모기
- 잠복기 : 5~14일

(5) 유행성 출혈열
- 병원체 : Hanthan virus
- 병원소 : 들쥐의 일종인 Apodemus agrarius
- 전파 : 들쥐의 배설물과 들쥐에 기생하는 좀진드기

(6) 재귀열
이(louse)와 진드기의 매개에 의해 발병하는 감염질환

4) 동물 매개 전염병

(1) 광견병(rabies)
- 병원체 : Virus
- 병원소 : 환자, 개, 늑대, 여우, 스컹크
- 잠복기 : 2~3주이지만 수족에 침범하면 3~6주일 수도 있다.

(2) 탄저(anthrax)
- 병원체 : 탄저균(Bacillus anthracis)
- 병원소 : 소, 양, 산양, 말
- 전파 : 오염사료로 감염되고 사람은 양털을 깎을 때 기도로 감염되는데 피부나 창자(장)에 감염되는 경우도 있다.

(3) 렙토스피라증(leptospirosis)
- 병원체 : Leptospira icterohaemorrhagiae
- 병원소 : 들쥐
- 전파 : 동남아시아와 극동지역, 우리나라는 강원, 경기, 전남지역에서 주로 9~10월경에 발생된다.
- 증상 : 초기에는 고열과 오한, 근육통과 두통, 구토증, 감기증상과 유사하다가 황달증상, 폐혈증 등 급성적으로 진행한다.
- 잠복기 : 10일 전후

5) 만성전염병

(1) 결핵(tuberculosis)
- 병원체 : Mycobacterium tuberculosis
- 병원소 : 인체의 활성 병소에 따라 탈출방법이 달라서 폐결핵은 가래(객담)나 비말로, 콩팥(신장)결핵은 소변으로, 창자결핵은 분변으로 탈출되며, 소로부터는 우유, 담, 분변이 탈출 경로이고 인체감염은 비말감염, 우유감염, 오염식품 등이다.

(2) 나병(leprosy)
- 병원체 : Mycobacterium leprae
- 병원소 : 환자
- 전파 : 감염병소의 배설물, 분비물이나 기물을 통한 간접전파와 접촉에 의한 직접 전파가 있다. 침입은 약한 피부, 상처, 상기도 점막 등으로 이루어지며 잠복기는 일정치 않아 대개 2~10년이다.

(3) 매독(syphilis)
- 병원체 : Spirochaeta pallida
- 병원소 : 환자
- 전파 : 성교 시 성기의 점막을 통하여 주로 감염(95%)되고, 모체로부터 태반을 통하여 선천적으로(3~4%) 감

염되기도 한다. 그 외에 키스, 술잔의 교환 또는 수혈의 경우 전염되는 예도 있다. 중추신경계, 심장혈관계 및 기타 장기나 조직 등에 침범하여 심한 병변을 일으키는데 여성의 경우는 유산, 사산의 원인이 되고 태아에게도 심한 병변을 준다.

* 일반사항 : 감염초기에는 별 다른 증상이 나타나지 않지만 전염력이 강하며, 잠복기간이 10~15년에 달하고, 치료가 불완전했을 경우 후손에까지 피해를 주는 유전성을 갖는 무서운 성병이다.

⑷ 임질(gonorrhea)

* 병원체 : Neisseria gonorrhea
* 병원소 : 환자
* 전파 : 생식기 감염은 요도로 감염되며 결막염은 체외에서 직접 결막으로 감염되고 곧창자(직장) 감염은 샅(회음부)를 지나서 항문으로 감염된다.
* 일반사항 :
  − 전체적으로 성병 중에서 가장 감염률이 높다. 임균이 성교 시에 요도 안으로 침입하여 발생하는 질병이다.
  − 치료하지 않아도 3주일 후부터 통증이 멎고 증상이 좋아지는 경우가 있으나, 이는 만성기로 이행되는 것이니 반드시 의사의 치료를 받아야 한다. 만성이 되면 방광염, 콩팥깔대기(신우)염, 관절염을 일으키고, 여성의 경우 불임 또는 딴곳임신(자궁외임신)의 부작용이 발생한다.

− 생식기를 널리 침범하여 불임이 될 수 있으며 실명, 관절염, 결막염, 곧창자(직장)감염 등의 원인이 되기도 한다.

* 증상 :
  − 남성의 경우는 감염 10여일 후부터 소변을 볼 때 요도의 앞부분에 열기가 있고, 가려우며 분비물이 나오다가 소변에 농이 섞여 나온다. 심한 통증으로 보행이 불편하기도 한다.
  − 여성의 경우는 외음순이 부어오르고, 소변을 볼 때 농이 섞여 나오고, 심한 통증이 하복부까지 이르게 된다.

⑸ 후천성 면역결핍증(acquired immune-deficiency syndrome, AIDS)

* 병원체 : virus로서 보통 HIV(human immunodeficient virus)라고 한다.
* 병원소 : 환자
* 전파 : HIV가 가장 높은 농도로 존재하는 곳은 환자의 혈액, 정액, 질 분비물 등이지만 눈물, 침, 모유, 소변, 척수액 등의 림프세포에도 감염되어 있다.
* 인체감염 : 환자와의 성교, 환자 혈액의 수혈, 환자와 주사기 공동 사용, 감염모로부터 출생한 신생아에게 수직감염, 예방책으로 콘돔사용이 권장된다.
* 잠복기 : 일반적으로 1~6주이고 감염 후 2~3개월이면 항체양성 반응이 나타난다.

0001

• 제3군 전염병인 결핵, 나병, 성병, 유행성간염 등은 환자의 지속적인 감시가 필요하다.

0001

법정 전염병 관리에서 환자의 '지속적인 감시'를 요구하는 전염병으로 옳은 것은?

① 제1군　　② 제2군　　③ 제1군과 2군　　④ 제3군　　⑤ 제3군과 4군

✛ 문헌 박희진 외, EMT기초의학, 현문사, 2005, p.775

0002

• 매독의 잠복기는 10~15년에 달한다.

0002

성병에 관한 설명으로 틀린 것은?

① 성병관리는 환자 색출이 중요하다.　　② 임질이 매독보다 감염성이 높다.

③ 감염 후 면역력이 강해진다.　　④ AIDS 예방으로 콘돔을 사용한다.

⑤ 매독은 임질보다 잠복기가 길다.

✛ 문헌 박희진 외, EMT기초의학, 현문사, 2005, p.780

0003

• 1군 전염병 : 콜레라, 페스트, 세균성이질, 장티푸스, 파라티푸스, 발진티푸스, 황열, 디프테리아, 두창등

0003

우리나라 1군 전염병으로 옳은 것은?

| 보기 |
| 가. 콜레라　　나. 장티푸스　　다. 파라티푸스　　라. 결핵 |

① 가, 나, 다　　② 가, 다　　③ 나, 라　　④ 라　　⑤ 가, 나, 다, 라

✛ 문헌 박희진 외, EMT기초의학, 현문사, 2005, p.775

0004

• 중증 급성 호흡기 증후군은 호흡기계통 질환이다.

0004

소화기계통의 전염병이 아닌 것은?

① 브루셀라증　　② 이질　　③ 장티푸스

④ 파라티푸스　　⑤ 중증 급성 호흡기 증후군

✛ 문헌 박희진 외, EMT기초의학, 현문사, 2005, p.776

0005

쥐로 인한 매개질환으로 옳은 것은?

> 보기

| 가. 흑사병 | 나. 서교열 | 다. 출혈열 | 라. 렙토스피라증 |

① 가, 나, 다   ② 가, 다   ③ 나, 라   ④ 라   ⑤ 가, 나, 다, 라

✛ 문헌 김윤신 외, 공중보건학, 메디컬코리아, 2007, p.148

0006

인수공통전염병으로 옳은 것은?

> 보기

| 가. 탄저 | 나. 야토병 | 다. 결핵 | 라. Q열 |

① 가, 나, 다   ② 가, 다   ③ 나, 라   ④ 라   ⑤ 가, 나, 다, 라

✛ 문헌 김윤신 외, 공중보건학, 메디컬코리아, 2007, p.165

0007

전염병 유행의 요인으로 옳은 것은?

> 보기

| 가. 전염원 | 나. 전염경로 | 다. 감수성 숙주 | 라. 방역체계 |

① 가, 나, 다   ② 가, 다   ③ 나, 라   ④ 라   ⑤ 가, 나, 다, 라

✛ 문헌 김윤신 외, 공중보건학, 메디컬코리아, 2007, p.210

0008

전염병의 생성과정이다. A와 B에 알맞는 요소는?

> 보기

병원체 → (A) → 전파 → 새로운 (B)에 침입 → 감염

	①	②	③	④	⑤
A	병원소	병원소	보균자	보균자	숙주
B	보균자	숙주	병원소	숙주	병원소

✛ 문헌 김윤신 외, 공중보건학, 메디컬코리아, 2007, p.212

해설

05

• 리케치아성 질병, 살모넬라증, 선모충증 등도 쥐로 인한 감염질환이다.

06

• 인수공통전염병은 인간과 척추동물 사이에 전파되는 전염병으로 탄저, 파상열 (Brucella 증), 야토병, 결핵, 돈단독증, Q열 등이 있다.

07

• 전염병 유행의 3대 요인
  – 전염원 : 병원체를 내포하는 것
  – 전염경로 : 병원체 전파수단이 되는 환경요인
  – 감수성 숙주 : 감수성이 높은 집단은 감염이 잘 되지만, 면역성이 높은 집단에서는 유행이 잘 안된다.

08

• 전염병 생성 과정 : 병원체 → 병원소 → 병원소로부터 병원체의 탈출 → 전파 → 새로운 숙주에 침입 → 감수성 숙주의 감염

해설

009

• 장티푸스, 콜레라, 파상열은 소화기 전염병이며, 파상풍은 점막피부를 통해 감염된다.

010

• 현성감염자는 발병하여 뚜렷한 임상증상을 나타내는 환자로, 은닉환자, 간과환자, 전구기환자 등이 있으며, 불현성감염자는 감염되어 병원체가 체내에 증식해도 발병되지 않은 상태로 아임상, 잠복기, 무증상 환자 등이다.

011

• 생균백신 : 두창, 탄저, 광견병, 결핵, 황열, 홍역 등
• 사균백신 : 장티푸스, 파라티푸스, 콜레라, 백일해, 일본뇌염 등

012

• 세균성이질, 인플루엔자, 폐렴 등은 이환되어도 약한 면역만 형성되며 임질은 감염면역만 형성된다.

0009

호흡기계통을 통한 전염병으로 옳은 것은?

① 장티푸스 ② 콜레라 ③ 성홍열
④ 파상열 ⑤ 파상풍

⊹ 문헌 김윤신 외, 공중보건학, 메디컬코리아, 2007, p.219

0010

현성감염자로 볼 수 있는 환자로 옳은 것은?

보기
가. 잠복기환자 나. 은닉환자 다. 아임상환자 라. 간과환자

① 가, 나, 다 ② 가, 다 ③ 나, 라 ④ 라 ⑤ 가, 나, 다, 라

⊹ 문헌 김윤신 외, 공중보건학, 메디컬코리아, 2007, p.214

0011

생균백신으로 예방할 질병으로 옳은 것은?

① 장티푸스 ② 파라티푸스 ③ 콜레라 ④ 탄저 ⑤ 백일해

⊹ 문헌 김윤신 외, 공중보건학, 메디컬코리아, 2007

0012

한 번 이환하면 두 번 이환하는 일이 드문 전염병은?

① 홍역 ② 세균성이질 ③ 인플루엔자 ④ 폐렴 ⑤ 임질

⊹ 문헌 김윤신 외, 공중보건학, 메디컬코리아, 2007, p.222

0013

예방접종으로 예방이나 관리가 가능하여 예방접종사업 대상으로 규정한 전염병은?

① 제1군 전염병　　　　② 제2군 전염병　　　　③ 제3군 전염병

④ 제4군 전염병　　　　⑤ 지정 전염병

❖ 문헌 김윤신 외, 공중보건학, 메디컬코리아, 2007, p.229

0014

다음과 같은 특징을 나타내는 전염병으로 옳은 것은?

┌ 보기
│ • 병원체가 리케차아인 제3군 법정전염병
│ • 털진드기 등에 의해 매개
│ • 오한, 두통, 복통 및 근육통 등의 초기 감염증상
└

① 장티푸스　② 파상풍　③ 탄저　④ 쯔쯔가무시병　⑤ 뎅기열

❖ 문헌 김윤신 외, 공중보건학, 메디컬코리아, 2007, p.251

0015

현성감염자를 설명한 것으로 옳은 것은?

① 감염되었으나 임상증상이 나타나지 않은 사람

② 병원체를 체내에 보유하고 전염원으로 작용하는 사람

③ 체내에 균이 있어 계속 균을 배출하는 사람

④ 감염되어 자각적 또는 타각적으로 임상증상을 보인 사람

⑤ 외관상 건강하나 병원체를 배출하는 사람

❖ 문헌 김양호 외, 공중보건학, 현문사, 2007, p.53

0016

소화기계통의 전염병으로 옳은 것은?

┌ 보기
│ 가. 콜레라　　　나. 결핵　　　다. 장티푸스　　　라. 파상풍
└

① 가, 나, 다　②가, 다　③나, 라　④라　⑤가, 나, 다, 라

❖ 문헌 김양호 외, 공중보건학, 현문사, 2007, p.59

해설

13
• 제1군 전염병 : 전염속도가 빠르고 국민건강에 미치는 위해가 매우 커서 즉시 환자를 격리시켜야 하는 전염병.
• 제2군 전염병 : 예방접종으로 예방이나 관리가 가능하여 예방접종사업 대상으로 규정한 전염병.
• 제3군 전염병 : 간헐적 유행 가능성이 있어 지속적인 발생 감시를 위한 모니터링이 요구되는 전염병.
• 제4군 전염병 : 국내에서 새로 발생하는 신종 전염병이나 해외에서 유행하여 유입가능한 전염병.
• 지정 전염병 : 1~4군 외에 유행여부나 감시활동이 요구된다고 보건복지부장관이 지정하는 전염병.

14
• 쯔쯔가무시병의 잠복기는 12〜16일 전후이며, 열성전염병이다. 우리나라의 주요 유행지역은 전남, 전북, 충남, 경남 등 남부지역이다.

15
• 현성감염자는 일반적으로 말하는 환자로 역학적인 면에서 질병에 이환되어 있는 것을 쉽게 인지할 수 있어 관리가 수월하다.

16
• 소화기계통 전염병 : 식중독, 콜레라, 장티푸스, 파상풍, 파라티푸스, 영아설사 증 등

0017

• 호흡기계통 전염병 : 두창, 결핵, 폐렴, 백일해, 홍역, 인플루엔자, 한센병 등

0017

호흡기계통의 전염병으로 옳은 것은?

▌보기▐

| 가. 두창 | 나. 결핵 | 다. 폐렴 | 라. 백일해 |

① 가, 나, 다 　② 가, 다 　③ 나, 라 　④ 라 　⑤ 가, 나, 다, 라

❖ 문헌 김양호 외, 공중보건학, 현문사, 2007, p.59

0018

• 점막피부계통 전염병 : 트라코마, 야토병, 일본뇌염, 발진티푸스, 페스트 등

0018

점막피부계통의 전염병으로 옳은 것은?

▌보기▐

| 가. 두창 | 나. 트라코마 | 다. 폐렴 | 라. 야토병 |

① 가, 나, 다 　② 가, 다 　③ 나, 라 　④ 라 　⑤ 가, 나, 다, 라

❖ 문헌 김양호 외, 공중보건학, 현문사, 2007, p.59

0019

• 제3군 전염병은 간헐적으로 유행할 가능성이 있어 지속적인 감시가 필요하며, 예방대책의 수립이 필요하다.

0019

다음과 같은 경우의 법정전염병으로 옳은 것은?

▌보기▐

간헐적으로 유행할 가능성이 있어 지속적인 감시가 필요하다.

① 제1군 　② 제2군 　③ 제3군 　④ 제4군 　⑤ 지정

❖ 문헌 김양호 외, 공중보건학, 현문사, 2007, p.68

0020

• 제1군(6종) : 콜레라, 세균성이질, 장티푸스, 페스트, 파라티푸스, 장출혈성 대장균 감염증

0020

제군 법정 전염병으로 옳은 것은?

① 디프테리아 　② 풍진 　③ 장티푸스 　④ 성홍열 　⑤ 황열

❖ 문헌 김양호 외, 공중보건학, 현문사, 2007, p.69

0021

법정 전염병을 신고해야 할 사람으로 옳은 것은?

┃보기┃

가. 한의사　　　　나. 세대주　　　　다. 소방서장　　　　라. 음식점 관리인

① 가, 나, 다　　② 가, 다　　③ 나, 라　　④ 라　　⑤ 가, 나, 다, 라

⊹ 문헌　김양호 외, 공중보건학, 현문사, 2007, p.70

0022

제1군 전염병의 경우 신고시기로 옳은 것은?

① 진단즉시　　② 3일 이내　　③ 5일 이내　　④ 1주일 이내　　⑤ 1개월 이내

⊹ 문헌　김양호 외, 공중보건학, 현문사, 2007, p.70

0023

법정 전염병을 신고해야 할 곳으로 옳은 것은?

① 시장　　② 병원장　　③ 구청장　　④ 읍면장　　⑤ 보건소장

⊹ 문헌　김양호 외, 공중보건학, 현문사, 2007, p.71

0024

다음과 같은 특징이 있는 전염병으로 옳은 것은?

┃보기┃

• 병원소 : 사람
• 병원체 : Salmonella typhi
• 증상 : 식욕감소, 두통, 요통, 오한,
• 잠복기 : 보통 1~3주

① 콜레라　　② 장티푸스　　③ 파라티푸스　　④ 이질　　⑤ 간염

⊹ 문헌　김양호 외, 공중보건학, 현문사, 2007, p.79

해설

25
- 콜레라는 쥐통, 괴질, 진질, 도하진질, 호열자 등으로 알려져 있다.

26
- A형은 15~50일 정도의 잠복기를 가지며 발현 후 1~2주까지 전염력이 있다.

27
- B형은 45~180일 정도의 잠복기를 가지며 보균자는 일생동안 전염력이 있다.

28
- 호흡기계 전염병은 성홍열, 유행성이하선염, 중증급성호흡기증후군, 인플루엔자 등이 있다.

0025

다음과 같은 특징이 있는 전염병으로 옳은 것은?

▌보기

- 전염원 : 환자 배설물
- 병원체 : V. cholerae Bengal 등
- 증상 : 과다한 물 설사, 허탈, 탈수
- 법정전염병 제1군

① 콜레라　② 장티푸스　③ 파라티푸스　④ 이질　⑤ 간염

✣ 문헌　김양호 외, 공중보건학, 현문사, 2007, p.81

0026

다음과 같은 특징이 있는 간염으로 옳은 것은?

▌보기

- 감염원 : 대변, 구강
- 잠복기 : 평균 28일
- 전파 : 불결한 위생, 성교, 밀집된 환경
- 전염력 : 증상 발현 전 2주 동안 전염력이 가장 크다

① A형　② B형　③ C형　④ D형　⑤ E형

✣ 문헌　김양호 외, 공중보건학, 현문사, 2007, p.89

0027

다음과 같은 특징이 있는 간염으로 옳은 것은?

▌보기

- 감염원 : 혈액이나 비경구
- 잠복기 : 평균 60~90일
- 전파 : 오염된 바늘, 혈액부산물, 성교
- 전염력 : 증상 발현 전후 4~6개월 동안 전염력이 있다

① A형　② B형　③ C형　④ D형　⑤ E형

✣ 문헌　김양호 외, 공중보건학, 현문사, 2007, p.89

0028

호흡기계 전염병으로 옳은 것은?

▌보기

가. 디프테리아　나. 홍역　다. 백일해　라. 풍진

① 가, 나, 다　② 가, 다　③ 나, 라　④ 라　⑤ 가, 나, 다, 라

✣ 문헌　김양호 외, 공중보건학, 현문사, 2007, p.91

0029

절족동물 매개 전염병으로 옳은 것은?

> 보기
>
> 가. 디프테리아　　　나. 발진티푸스　　　다. 백일해　　　라. 페스트

① 가, 나, 다　② 가, 다　③ 나, 라　④ 라　⑤ 가, 나, 다, 라

✛ 문헌　김양호 외, 공중보건학, 현문사, 2007, p.105

0030

동물 매개 전염병으로 옳은 것은?

> 보기
>
> 가. 공수병　　　나. 탄저　　　다. 렙토스피라　　　라. 풍진

① 가, 나, 다　② 가, 다　③ 나, 라　④ 라　⑤ 가, 나, 다, 라

✛ 문헌　김양호 외, 공중보건학, 현문사, 2007, p.113

0031

다음과 같은 특징을 갖는 전염병으로 옳은 것은?

> 보기
>
> • 법정 전염병 제3군　　　　　　　• 병원체 : *Mycobacterium tuberculosis*
> • 흉부 X-선 검사로 진단한다.　　• BCG 예방접종을 한다.

① 한센병　② B형 간염　③ 탄저　④ 결핵　⑤ 홍역

✛ 문헌　김양호 외, 공중보건학, 현문사, 2007, p.118

0032

영·유아기의 정기예방접종 전염병으로 옳은 것은?

① 일본뇌염　　　② 백일해　　　③ 유행성출혈열
④ 렙토스피라증　⑤ 풍진

✛ 문헌　김양호 외, 공중보건학, 현문사, 2007, p.564

해설

29
• 발진티푸스 : 이
• 페스트 : 쥐벼룩

30
• 공수병 : 개, 여우 등
• 탄저 : 소, 양, 말 등
• 렙토스피라 : 쥐, 소, 돼지 등

31
• 결핵환자에서 나오는 비말핵을 흡입하여 감염되며, 점막과 상처난 피부를 통해 직접 감염되는 경우도 드물게 있다.

32
• 정기예방접종 : 디프테리아, 백일해, 파상풍, 결핵, 폴리오(소아마비), 홍역, B형간염 등 7종
• 지정예방접종 : 일본뇌염, 유행성출혈열, 렙토스피라증, 풍진 등 4종

53

해설

33

• 지정전염병 : 제1~4군 이외의 전염병 중 유행여부에 대한 조사 및 감시활동이 요구된다고 지정하는 전염병.

0033

지정전염병으로 옳은 것은?

① 야토병   ② A형간염과 C형간염   ③ 발진티푸스

④ 성홍열   ⑤ 페스트

✛ 문헌 구성회 외, 공중보건학, 고문사, 2007, p.220

34

• 법정 전염병 발생이 확인되면 소재지의 관할 보건소장에게 신고하여야 한다.

0034

법정전염병 발생 시 1차적으로 신고해야할 부서장으로 옳은 것은?

① 시장   ② 구청장   ③ 보건소장   ④ 병원장   ⑤ 군수

✛ 문헌 구성회 외, 공중보건학, 고문사, 2007, p.222

35

• 정기예방접종 질병 : 백일해, 파상풍, 결핵, 수두, 디프테리아, 폴리오, 홍역, B형간염, 유행성이하선염, 풍진 등

0035

정기예방접종 질병으로 옳은 것은?

┃보기┃

가. 백일해   나. 파상풍   다. 결핵   라. 수두

① 가, 나, 다   ② 가, 다   ③ 나, 라   ④ 라   ⑤ 가, 나, 다, 라

✛ 문헌 구성회 외, 공중보건학, 고문사, 2007, p.224

36

• 콜레라(Cholera) : 잠복기는 보통 12~48시간이며, 구토, 설사, 탈수, 허탈증상을 보인다.

0036

다음과 같은 특징이 있는 소화기계 전염병으로 옳은 것은?

┃보기┃

• 병원체 : *Vibrio cholerae*
• 병원소 및 전염원 : 환자, 대변 및 토사물
• 심한 위장 장애와 전신증상을 호소하고 제1군 급성법정전염병

① 콜레라   ② 장티푸스   ③ 폴리오   ④ 세균성 이질   ⑤ 대장균

✛ 문헌 구성회 외, 공중보건학, 고문사, 2007, p.228

0037

호흡기계 전염병으로 옳은 것은?

① 파라티푸스 ② 발진티푸스 ③ 백일해 ④ 공수병 ⑤ 탄저

✤ 문헌 구성회 외, 공중보건학, 고문사, 2007, p.231

0038

다음과 같은 특징이 있는 절지동물 매개 전염병으로 옳은 것은?

> **보기**
> • 제3군 법정 전염병으로 병원체는 리케차
> • 매개 곤충은 털 진드기
> • 유행지역은 호남지역, 충남, 경남 등 남부지역이 많다

① 콜레라 ② 장티푸스 ③ 폴리오
④ 쯔쯔가무시병 ⑤ 유행성 일본뇌염

✤ 문헌 구성회 외, 공중보건학, 고문사, 2007, p.235

0039

신증후군출혈열(유행성출혈열)의 병원소로 옳은 것은?

① 개 ② 모기 ③ 파리 ④ 쥐 ⑤ 고양이

✤ 문헌 구성회 외, 공중보건학, 메디컬코리아, 2007, p.234

0040

성병으로 분류되는 전염병으로 옳은 것은?

① 한센병 ② 임질 ③ 결핵 ④ 탄저 ⑤ 두창

✤ 문헌 구성회 외, 공중보건학, 고문사, 2007, p.240

해설

37
• 백일해 : 병원체는 Hemophilus pertussis이며 제2군 전염병으로 9세 이하에 많이 발생하는데, 특히 5세 이하에 다발한다.

38
• Tsu-tsugamushi병은 제3군 법정전염병으로 평균 잠복기는 12~16일 전후이다. 초기 감염증은 오한, 발열, 두통, 복통 및 근통이 동반되는 열성 전염병이다.

39
• 신증후군출혈열 : 늦봄과 늦가을에 주로 발병하고 출혈, 혈뇨, 단백뇨 등이 나타난다. 병원체는 Hanthan virus이다.

40
• 임질 : 병원체는 Neisseria gonorrhea로 감수성이 높고 획득면역은 없다.

해설

41

- 후천성면역결핍증(AIDS) : 병원체는 Human immunodeficient virus (HIV)이며, 환자의 혈액, 정액, 질 분비물, 눈물, 침, 모유, 소변, 척수액 등에 존재한다.

42

- 1871년 노르웨이의 의사 A.G.H. 한센(Hansen)이 나환자의 나결절 조직에서 결핵균 비슷한 세균이 모여있는 것을 발견하여 1874년 Bacillus leprae라 명명하였다.

43

- 질산은(AgNO₃)은 눈의 결막 및 요로점막의 소독에 사용된다.

44

- Leptospira icterahaemorrhagiae : 렙토스피라증 병원체
- Rickettsia tsutsugamushi : 쯔쯔가무시병 병원체
- Treponema pallidum : 매독 병원체
- Neisseria gonorrhea : 임질 병원체

0041

후천성면역결핍증(AIDS)의 전파경로로 옳은 것은?

보기

가. 환자혈액의 수혈	나. 환자와의 성적 접촉
다. 환자와 주사기 공동 사용	라. 감염모로부터 태어난 신생아

① 가, 나, 다   ② 가, 다   ③ 나, 라   ④ 라   ⑤ 가, 나, 다, 라

✢ 문헌 구성회 외, 공중보건학, 고문사, 2007, p.242

0042

다음과 같은 특징이 있는 전염병으로 옳은 것은?

보기

- 법정 전염병 제3군
- Mycobacterium leprae에 의해 감염
- 주로 피부와 말초신경 침범

① 결핵   ② 홍역   ③ 한센병   ④ 매독   ⑤ 임질

✢ 문헌 김양호 외, 공중보건학, 현문사, 2007, p.121

0043

임균에 의한 신생아의 안염 예방에 사용하는 질산은의 농도로 옳은 것은?

① 2%   ② 4%   ③ 6%   ④ 8%   ⑤ 10%

✢ 문헌 김양호 외, 공중보건학, 현문사, 2007, p.242

0044

탄저의 병원체로 옳은 것은?

① Bacillus anthracis   ② Leptospira icterahaemorrhagiae

③ Rickettsia tsutsugamushi   ④ Treponema pallidum

⑤ Neisseria gonorrhea

✢ 문헌 김성미 외, 공중보건학, 현문사, 2006, p.90

0045

다음과 같은 특징을 갖는 전염병으로 옳은 것은?

┌ 보기 ┐
- 병원체는 Bacillus anthracis이다.
- 동물의 털을 취급하는 경우에 많이 감염된다.
- 주로 초식동물에 많은 인수공통전염병이다.

① 탄저   ② 파상열   ③ 야토병   ④ 결핵   ⑤ Q 열

✥ 문헌 김윤신 외, 공중보건학, 메디컬코리아, 2007, p.164

0046

전염병 유행의 요인으로 옳은 것은?

┌ 보기 ┐
가. 전염원   나. 전염경로   다. 감수성 숙주   라. 전염 계절

① 가, 나, 다   ② 가, 다   ③ 나, 라   ④ 라   ⑤ 가, 나, 다, 라

✥ 문헌 김윤신 외, 공중보건학, 메디컬코리아, 2007, p.210

0047

전염병 유행의 요소이다. (A)와 (B)로 옳은 것은?

┌ 보기 ┐
병원체 → (A) → 병원체의 탈출 → (B) → 새로운 숙주에 침입 → 감수성숙주의 감염

	①	②	③	④	⑤
A	병원소	전파	숙주	환자	매개체
B	전파	병원소	환자	견파	병원소

✥ 문헌 김윤신 외, 공중보건학, 메디컬코리아, 2007, p.212

0048

현성감염자의 의미가 옳은 것은?

① 감염 후 잠복기가 긴 환자

② 발병하여 뚜렷한 임상증상을 나타내는 환자

③ 감염되어도 체내에서 증식하지 않고 발병하지 않는 환자

④ 감염되어 체내에서 증식해도 발병하지 않는 환자

⑤ 환자자신은 증상이 없으나 감염을 시킬 수 있는 환자

✥ 문헌 김윤신 외, 공중보건학, 메디컬코리아, 2007, p.214

해설

45
- 탄저는 Gram양성, 간균으로 아포를 형성하는 호기성균이다.

46
- 전염병 유행의 3대 요인은 전염원, 전염경로, 감수성 숙주로 대별된다.

47
- 모든 전염병이 생성되는 과정은 병원체 → 병원소 → 병원소로 부터의 병원체 탈출 → 전파 → 새로운 숙주에 침입 → 감수성숙주의 감염 등으로 일반적으로 6개 항목을 거치는 현상으로 이루어진다.

48
- 현성환자는 감시할 수 있고, 경계의 대상이다.

해설

0049

• 개 : 광견병, 톡소프라스마증 등의 병원체를 보유하고 있다.

0049

광견병을 전염시키는 동물로 옳은 것은?

① 소   ② 돼지   ③ 양   ④ 개   ⑤ 말

✛ 문헌 김윤신 외, 공중보건학, 메디컬코리아, 2007, p.215

0050

• 호흡기 전염병 : 결핵, 한센병, 두창, 디프테리아, 인플루엔자, 홍역 등

0050

호흡기 전염병으로 옳은 것은?

① 콜레라   ② 이질   ③ 홍역   ④ 연성하감   ⑤ 파상풍

✛ 문헌 김윤신 외, 공중보건학, 메디컬코리아, 2007, p.219

0051

• 점막피부 전염병 : 트리코마, 파상풍, 페스트, 발진티푸스, 일본뇌염 등

0051

점막피부 전염병으로 옳은 것은?

① 파상열   ② 폐렴   ③ 폴리오   ④ 성홍열   ⑤ 페스트

✛ 문헌 김윤신 외, 공중보건학, 메디컬코리아, 2007, p.219

0052

• 영구면역이 잘되는 전염병 : 두창, 홍역, 수두, 유행성이하선염, 백일해, 성홍열, 발진티푸스, 장티푸스, 페스트 등

0052

한 번 이환되면 두 번 이환되는 일이 드문 전염병으로 옳은 것은?

① 홍역   ② 매독   ③ 임질   ④ 인플루엔자   ⑤ 폐렴

✛ 문헌 김윤신 외, 공중보건학, 메디컬코리아, 2007, p.222

0053

• 우리나라에는 서울, 부산 등 13개 검역소가 있으며, 6개 공항과 20개 항구 등 26개 검역항이 있다.

0053

우리나라 검역대상 전염병으로 옳은 것은?

| 보기 |

가. 콜레라   나. 페스트   다. 황열   라. 생물테러전염병

① 가, 나, 다   ② 가, 다   ③ 나, 라   ④ 라   ⑤ 가, 나, 다, 라

✛ 문헌 김윤신 외, 공중보건학, 메디컬코리아, 2007, p.227

0054

제4군 전염병으로 옳은 것은?

① 페스트   ② 폴리오   ③ 황열   ④ 성병   ⑤ 풍진

❖ 문헌 김윤신 외, 공중보건학, 메디컬코리아, 2007, p.229

0055

즉시 신고해야 할 법정 전염병으로 옳은 것은?

┌ 보기 ──┐
│ 가. 제1군   나. 제2군   다. 제4군   라. 제3군 │
└──┘

① 가, 나, 다   ② 가, 다   ③ 나, 라   ④ 라   ⑤ 가, 나, 다, 라

❖ 문헌 김윤신 외, 공중보건학, 메디컬코리아, 2007, p.235

0056

법정전염병 제3군의 신고시기로 옳은 것은?

① 즉시   ② 3일   ③ 5일   ④ 7일   ⑤ 9일

❖ 문헌 김윤신 외, 공중보건학, 메디컬코리아, 2007, p.235

0057

질병발생의 결정요인으로 옳은 것은?

① 직업, 병인, 성별   ② 숙주, 병인, 환경   ③ 병인, 성별, 나이

④ 성별, 직업, 영양   ⑤ 환경, 영양, 성별

❖ 문헌 김양호 외, 공중보건학, 현문사, 2007, p.12

해설

54
• 제4군 전염병은 국내에서 새롭게 발생되는 신종 전염병이나 유행이 종식되었다가 재출현하는 전염병, 해외에서 유행되어 유입 가능한 전염병 등 긴급 방역대책이 요구되는 전염병이다.

55
• 제1군, 제2군, 제4군은 즉시 신고, 제3군과 지정 전염병은 7일 이내에 신고한다.

56
• 제3군과 지정 전염병은 7일 이내에 신고한다.

57
• 숙주 : 생물학적 요인 등
• 병인 : 전파의 난이성 등
• 환경 : 사회경제적 환경 등

기생충질환 관리

01 원충류(Protozoa)

1) 이질아메바증(Amoebiasis)
- 병원체 : Entamoeba histolytica
- 전파경로 : 분변으로 배출된 포낭형(cyst) → 음식물 → 입(경구)침입 → 돌창자(회장) → 큰창자(대장) → 분변

2) 질 트리코모나스(Trichomonas vaginalis)
- 병원체 : Trichomonas vaginalis
- 전파경로 : 성교, 욕조, 변기

02 선충류(Nematoda)

1) 회충(Ascariasis)
- 병원체 : Ascaris lumbricoides
- 전파 : 분변 → 오염된 야채 → 입(경구)침입 → 위에서 부화 → 심장, 허파꽈리(폐포), 기관지, 식도, 작은창자(소장)에 정착하여 감염 75일이면 성충, 산란
- 감염증 : 권태, 미열, 소화장애, 식욕이상, 이미증, 구토, 변비, 복통, 다뇨(빈뇨), 두드러기증, 막창자꼬리염(충수돌기염), 이자염(췌장염), 유충성 폐렴

2) 구충증(Hook worm disease)
- 병원체 : 샘창자(십이지장)충, 아메리카구충
- 전파 : 작은창자(소장)에 기생하면서 감염 4~5주 후면 산란하여 분변으로 탈출한다.
- 감염증 : 유충 침입부위의 소양증, 작열감, 침입 초기에는 기침, 욕지기(오심), 구토가 있고 성충이 되면 빈혈, 소화장애가 나타난다.

3) 요충증(Enterobiasis)
- 병원체 : Enterobius vermicularis
- 전파 : 분변 → 오염된 야채 → 입(경구)침입 → 작은창자(소장) 위부위에서 부화 → 막창자(맹장) 부위에서 성충으로 발육 → 45일 전후에 항문주위에 산란
- 감염증 : 항문주위에 소양증이 생기고 백대하를 유발하기도 한다. 어린이의 경우 요충이 생식기까지 옮아 자주 생식기에 손을 댄다. 때로는 변비의 증상이 나타나기도 한다.
- 일반사항
  - 주로 어린이들에게 감염률이 높고, 우리나라 전역에 널리 분포되어 있는 감염이 되는 기생충이다.
  - 일반적으로 대변에서는 요충란이 극히 적게 검출된다. 요충이 인체내보다 항문 주위(주로 막창자)에서 기생하기 때문에 소양증이 있고 스카치테이프 방법으로 감별할 수 있다.
- 병인
  - 편충처럼 인체에 미치는 영향은 경미하다.
  - 인체에의 감염은 인분에 의한 경구(입)적 감염도 있지만, 항문주위에서 산란하는 알이 내의를 거쳐 손에 의한 접촉 감염도 되고 역 감염되어 큰창자(대장)에서 기생하는 것도 있다. 따라서 비위생적인 생활환경하에서는 전 가족이 감염될 우려가 있다.
- 예방과 치료
  - 비위생적인 생활 속에서 전 가족이 감염될 확률이 높으므로 치료는 전 가족이 일시에 치료해야 한다.
  - 예방과 치료 방법은 회충의 경우에 준하고, 비눗물이나 약물로 항문주위를 청결히 한다.

03 흡충류(Trematoda)

1) 간흡충증(Clonorchiasis)
- 병원체 : Clonorchis sinensis
- 병원소 : 감염된 사람, 돼지, 개, 고양이
- 전파
  - 낙동강, 영산강, 금강, 한강 유역에서 많이 감염된다.
  - 분변 → 제1중간 숙주인 쇠우렁 → 미라시듐(miracidium) → 스포로시스트(sporocyst) → 세르

카리아(cercaria) → 제2중간 숙주인 잉어, 참붕어의 피부밑조직에서 피낭유충 → 민물고기 생식 → 입(경구)감염
  - 감염증 : 간장비대, 복수, 소화장애, 황달

2) 폐흡충증(Paragonimiasis)
  - 병원체 : Paragonimus westermani
  - 전파 : 객담, 분변 → 수중에서 2~3주 후에 부화 → 미라시디움(miracidium) → 제1중간 숙주인 다슬기 → 스포로시스트(sporocyst) → 레디아(redia) → 세르카리아(cercaria) → 제2중간 숙주인 가재, 개 → 메타세르카리아(metacercaria) → 제2중간 숙주를 생식하면 입(경구)감염 → 작은창자(소장), 배안(복강) → 가래, 분변
  - 감염증 : 허파부위 폐디스토마증, 복부 폐디스토마증, 뇌부 폐디스토마증, 눈확(안와) 폐디스토마증 등이 있다.

04 조충류(Cestoda)

1) 유구조충증(Pork tapeworm)
  - 병원체 : Taenia solium
  - 전파 : 돼지고기를 생식하는 주민들에서 많고, 인분 → 유구조충란이 오염된 풀을 먹은 돼지 → 돼지 창자안에서 유충 → 유충은 돼지 창자벽을 뚫고 들어가 2~3개월이면 유구낭충이 된다.
  - 감염증 : 불쾌감, 상복부 동통, 식욕부진, 소화불량

2) 무구조충증(Beef tapeworm)
  - 병원체 : Taenia saginata
  - 전파 : 인분 → 무구조충란이 오염된 풀을 먹은 소 → 소의 창자안에서 유충 → 유충은 소의 창자벽을 뚫고 들어가 3~6개월이면 무구낭충이 된다.
  - 감염증 : 불쾌감, 상복부 둔통, 식욕부진, 소화불량

01
• 병원체는 Enterobius vermicularis이다.

0001

집단 감염의 우려가 있고 항문주위에 소양증이 생기며 스카치테이프 방법으로 감별하는 기생충 질환으로 옳은 것은?

① 회충증   ② 요충증   ③ 편충증   ④ 구충증   ⑤ 간디스토마증

✛ 문헌 박희진 외, EMT기초의학, 현문사, 2005, p.783

02
• 편충, 회충은 채소류, 유구조충, 선모충 등은 수육에서 감염된다.

0002

어패류에서 감염되는 기생충으로 옳은 것은?

① 간흡충   ② 편충   ③ 회충   ④ 유구조충   ⑤ 선모충

✛ 문헌 김윤신 외, 공중보건학, 메디컬코리아, 2007, p.167

03
• 회충의 생활사 : 충란 → 소장 → 유충 → 혈관 → 장기 → 소장 → 대변

0003

다음과 같은 특징이 있는 기생충으로 옳은 것은?

┃보기┃
• 변을 통해 전파된다.
• 권태, 미열, 구토, 변비, 식욕부진 등의 증상이 있다.
• 대변에서 충란을 발견한다.
• 예방책으로 채소 등은 흐르는 물에 씻는다.

① 간디스토마   ② 폐디스토마   ③ 회충

④ 유구조충   ⑤ 긴촌충

✛ 문헌 김양호 외, 공중보건학, 현문사, 2007, p.166

04
• 회충 : 분변으로 탈출된 회충 수정란은 경구 침입 등을 통해 위(胃)에서 부화하여 소장, 담도 등 소화기관에 정착한다.

0004

다음과 같은 특징이 있는 기생충으로 옳은 것은?

┃보기┃
• 병원체는 Ascaris lumbricoides이다.
• 야채, 불결한 손, 파리의 매개 등에 의한다.
• 권태, 소화장애, 유충성 폐렴 등

① 촌충   ② 요충   ③ 아메리카구충

④ 회충   ⑤ 십이지장충

✛ 문헌 구성회 외, 공중보건학, 고문사, 2007, p.246

0005

다음과 같은 특징이 있는 기생충으로 옳은 것은?

┃보기┃

• 병원체는 Enterobius vermicularis이다.
• 항문 주위의 소양증을 유발한다.
• 충란이 경구 침입하여 소장상부에서 부화하고 항문주위에서 산란한다.

① 촌충　　　　　　　② 요충　　　　　　　③ 아메리카구충

④ 회충　　　　　　　⑤ 십이지장충

✤ 문헌 구성회 외, 공중보건학, 고문사, 2007, p.247

05
• 요충 : 맹장부위의 점막내에서 성충이 될 때까지 발육한다.

0006

조충류에 속하는 기생충으로 옳은 것은?

① 간흡충　　② 말레이사상충　　③ 요충　　　④ 회충　　　⑤ 갈고리촌충

✤ 문헌 구성회 외, 공중보건학, 고문사, 2007, p.249

06
• 조충류 : 유구조충과 무구조충이 있으며, 갈고리촌충은 유구조충, 민촌충은 무구조충에 속한다.

0007

갈고리촌충의 예방대책으로 옳은 것은?

① 가재의 생식을 금할 것　　　　　② 생수를 마시지 말 것

③ 민물고기의 생식을 금할 것　　　④ 돼지고기를 충분히 익혀 먹을 것

⑤ 연어의 생식을 금할 것

✤ 문헌 구성회 외, 공중보건학, 고문사, 2007, p.249

07
• 갈고리촌충 예방책 : 돼지고기를 충분히 익혀 먹을 것, 빠른 구충, 돼지의 사료에 분변을 오염시키지 말 것

0008

벼룩에 의한 피해로 옳은 것은?

① 쓰쓰가무시병　　　　② 야토병　　　　　③ 페스트

④ 이질　　　　　　　　⑤ 서교열

✤ 문헌 김윤신 외, 공중보건학, 메디컬코리아, 2007, p.146

08
• 벼룩 : 페스트, 발진열의 전파

보건행정

01 보건복지부 행정체계

- 식품유통과 : 식품유통관리행정에 관한 종합계획의 수립, 수출입 식품 등의 영양, 안정성 등에 관한 관리
- 의료정책과 : 응급구조사 인력수급 및 관리업무, 의료제도의 조사 연구
- 지역의료과 : 보건소와 보건지소의 육성 및 지도, 감독, 지역보건의료사업계획의 수립 및 시행, 보건의료전달체계의 조사 연구

02 우리나라의 보건행정

- 지방행정 보건조직은 시도 간 약간의 차이가 있다.
- 일반행정은 행정자치부의 지휘, 감독을 받는다.
- 보건에 대한 행정은 보건복지부의 지휘 감독을 받는다.
- 농어촌과 도시 지역을 망라한 전 국민의 의학적 보호를 위한 제도이다.

1) 보건소 업무내용

- 보건소는 공중보건행정을 도모하는 보건행정의 말단기관 즉 보건사업 수행 실시기관이라고 할 수 있다.
- 보건소 업무의 16가지는 다음과 같다.
  - 국민보건증진, 보건교육, 구강건강 및 영양개선사업
  - 전염병의 예방, 관리 및 진료
  - 모자보건 및 가족계획사업
  - 공중위생 및 식품위생
  - 노인보건사업
  - 의료인 및 의료기관에 대한 지도 등에 관한 사항
  - 의료기사, 의무기록사 및 안경사에 대한 지도 등에 관련 사항
  - 응급의료에 관한 사항
  - 농어촌 등 보건의료를 위한 특별조치법에 의한 공중보건의사, 보건진료 및 보건진료소에 대한 지도 등에 관한 사항

- 약사에 관한 사항과 마약, 향정신성의약품의 관리에 관한 사항
- 정신보건에 관한 사항
- 가정, 사회복지시설 등을 방문하여 행하는 보건진료사업
- 지역주민에 대한 진료, 건강진단 및 만성퇴행성질환 등의 질병관리에 관한 사항
- 보건에 관한 실험 또는 검사에 관한 사항
- 장애인의 재활사업 기타 보건복지부령이 정하는 사회복지사업
- 기타 지역주민의 보건의료의 향상, 증진 및 이를 위한 연구 등에 관한 사업

03 보건소 설치기준

- 시, 군, 구 단위로 1개소씩 설치하되 인구 20만 명을 초과하는 구, 시, 군에 있어서는 그 초과 인구 10만 명마다 1개소의 비율로 증설할 수 있도록 규정하고 있으며 보건지소는 보건소 업무수행을 위하여 필요하다고 인정될 때에는 그 관할 구역내에 보건지소를 설치할 수 있도록 규정하고 있다.
- 대도시형, 중도시형, 농촌형으로 구분하고 농촌형에는 사무장제도가 없다.

04 의료보험사업

- 1979년부터 공무원과 사립학교 교직원을 대상으로 한 의료보험 실시
- 1989년 7월부터는 전 국민에 적용
- 포괄수가제 : 질병을 집단으로 묶어 일정액을 지급하는 보험 형태로 우리나라는 일부질병에 도입하고 있다.

05 의료급여

- 의료급여제도는 공공부조제도의 대표적인 사례이다.

- 공공부조 : 국가 또는 지방자치단체의 책임하에 생활유지능력이 없거나 생활이 어려운 국민의 최저생활을 보장하고 자립을 지원하는 제도
- 1종 의료급여 대상자
  - 국민기초생활보장법에 의한 수급권자 중 근로능력이 없는 자
  - 국가유공자, 인간문화재, 이재민
  - 의상자(義傷者) 및 의사자(義死者) 유족
  - 북한이탈주민
  - 18세미만 국내 입양아동
  - 차상위계층 희귀난치성 질환자

06 국제보건관계기구

- UNRRA(국제연합 부흥 행정처) : 질병예방을 위한 국제 간 협력을 이룩하여 오다가 1946년에 WHO발족의 기초가 되었다.
- WHO(세계보건기구)

- 우리나라는 1948년에 65번째로 가입하였고 본부는 스위스에 있다.
- 세계보건기구의 목적은 전 인류가 가능한 한 최고수준의 건강을 달성하도록 하는 데 있다.
- 주 기능
  * 국제적인 보건사업의 지휘 및 조정
  * 회원국에 대한 기술지원 및 자료공급
  * 전문가 파견에 의한 기술 자문활동
  * 각국 스스로 보건적 문제를 해결할 수 있는 능력을 갖도록 지원
- UNICEF(유엔 국제아동긴급기금) : 1946년 UN총회 직속기구로 설립되었고 주로 아동의 보건 및 복지향상을 위한 원조사업과 모자보건향상에 기여한다.
- FAO(식량 및 농업기구)
- ILO(국제노동기구)
- UNESCO(국제연합 교육과학문화기구)
- UNDP(유엔개발계획)

핵심문제

해설

01
- WHO의 설립목적은 전 인류가 가능한 최고수준의 건강을 달성하도록 하는 데 있다.

02
- 우리나라의 보건행정은 일원화된 조직이 아니고 자치도시 간 차이가 있다.

03
- 보건소 업무는 국민보건증진, 보건교육 등이다.

04
- 세계보건기구는 1948년 세계보건기구 헌장의 전문에 육체적, 정신적 건강 뿐 아니라 사회생활 중에서도 자신의 역할을 충실히 수행할 수 있는 사회적 안녕 상태도 건강의 정의에 포함시켰다. 1998년 집행이사회에서 영적 안녕을 추가하기로 했으나 1999년 총회에서 부결되어 1948년에 규정된 정의가 계속 사용된다.

0001

세계보건기구의 설립목적으로 옳은 것은?

① 각 국 보건기구들의 정책지도 ② 인류의 재해예방 ③ 에이즈의 예방과 관리
④ 인류의 건강유지 ⑤ 보건문제의 규제와 권고

✢ 문헌 박희진 외, EMT기초의학, 현문사, 2005, p.787

0002

우리나라의 보건행정으로 옳지 않은 것은?

① 조직이 일원화되어 있다.
② 지방보건행정조직은 시, 도마다 차이가 있다.
③ 일반행정은 행정자치부의 지휘감독을 받는다.
④ 보건행정은 보건복지부의 지휘감독을 받는다.
⑤ 농어촌, 도서지역을 망라한 전 국민의 의학적 보호를 위한 것이다.

✢ 문헌 박희진 외, EMT기초의학, 현문사, 2005, p.785

0003

보건행정의 말단 기관으로 보건사업 수행 기관으로 옳은 것은?

① 보건소 ② 국립검역소 ③ 도청 ④ 군청 ⑤ 국립보건원

✢ 문헌 박희진 외, EMT기초의학, 현문사, 2005, p.785

0004

세계보건기구헌장의 전문에서 밝힌 '건강' 에 대한 정의이다. A, B, C에 알맞은 말은?

| 보기 |
단지 질병이 없거나 육체적으로 허약하지 않을 뿐 아니라 (A), (B), (C)으로 완전히 안녕한 상태.

	①	②	③	④	⑤
A	육체적	육체적	육체적	육체적	육체적
B	종교적	정신적	윤리적	정신적	윤리적
C	정신적	사회적	사회적	윤리적	종교적

✢ 문헌 김윤신 외, 공중보건학, 메디컬코리아, 2007, p.23

정답 1④ 2① 3① 4②

0005

보건복지부 소속기관으로 옳은 것은?

┃보기┃

| 가. 국립보건원 | 나. 국립소록도병원 | 다. 국립재활원 | 라. 질병관리본부 |

① 가, 나, 다 　② 가, 다 　③ 나, 라 　④ 라 　⑤ 가, 나, 다, 라

⁜ 문헌 김윤신 외, 공중보건학, 메디컬코리아, 2007, p.278

0006

보건소에서 관장하는 업무로 옳은 것은?

┃보기┃

| 가. 노인보건사업 | 나. 응급의료에 관한 사항 |
| 다. 정신보건에 관한 사항 | 라. 전염병 예방관리 |

① 가, 나, 다 　② 가, 다 　③ 나, 라 　④ 라 　⑤ 가, 나, 다, 라

⁜ 문헌 김양호 외, 공중보건학, 현문사, 2007, p.432

0007

우리나라 보건소의 업무내용으로 옳은 것은?

┃보기┃

| 가. 노인보건사업 | 나. 식품위생관리 |
| 다. 장애인의 재활사업 | 라. 의료기사, 안경사에 대한 지도 |

① 가, 나, 다 　② 가, 다 　③ 나, 라 　④ 라 　⑤ 가, 나, 다, 라

⁜ 문헌 구성회 외, 공중보건학, 고문사, 2007, p.271

0008

세계보건기구(WHO)의 주요기능으로 옳은 것은?

┃보기┃

가. 국제적인 보건사업의 지휘 및 조정
나. 회원국에 대한 기술지원 및 자료공급
다. 전문가 파견에 의한 기술자문활동
라. 질병 발병국에 대한 규제조치

① 가, 나, 다 　② 가, 다 　③ 나, 라 　④ 라 　⑤ 가, 나, 다, 라

⁜ 문헌 구성회 외, 공중보건학, 메디컬코리아, 2007, p.289

해설

05
• 보건복지부 소속기관 : 국립보건원, 국립
소록도병원, 국립재활원, 질병관리본부,
국립마산병원, 국립망향의 동산관리소,
국립부곡병원, 국립나주병원, 국립공주
병원, 국립검역소 등이 있다.

06
• 보건소의 업무, 국민보건증진, 노인보
건사업, 응급의료에 관한 사항, 정신보
건에 관한 사항, 전염병 예방관리, 장
애인의 재활사업 등

07
• 우리나라 보건소의 업무내용 : 노인보
건사업, 식품위생관리, 장애인의 재활
사업, 의료기사 및 안경사에 대한 지도,
전염병 예방 및 관리, 국민건강증
진, 의료인 및 의료기관에 대한 지도,
정신보건사업, 지역주민에 대한 진료
및 건강진단 등의 질병관리 등

08
• WHO의 주요기능 : 국제간의 전염병
검역대책, 각종 보건문제에 대한 협의
및 규제, 모자보건의 향상, 전염병관
리, 진단검사기준의 확립, 재해예방,
의료봉사 등

009

• 규제의 원리 : 인구는 반드시 생존자료 (식량)에 의해 규제된다는 것

009

맬서스(Malthus)이론의 규제의 원리로 옳은 것은?

① 석유   ② 식량   ③ 에너지자원   ④ 영토   ⑤ 출산

＊ 문헌 구성회 외, 공중보건학, 고문사, 2007, p.294

010

• 보건소 업무 : 국민건강증진, 감염병예방, 노인보건사업, 모자보건 및 가족계획, 정신보건에 관한 사항, 공중위생, 응급의료에 관한 사항, 의료기관지도, 약사에 관한 사항 등

010

보건소 업무로 옳지 않은 것은?

① 모자보건 및 가족계획   ② 노인보건사업   ③ 정신보건에 관한 사항

④ 응급의료에 관한 사항   ⑤ 급성질환의 수술 및 진료사업

＊ 문헌 김동석 외, 공중보건학, 수문사, 2011, p.368

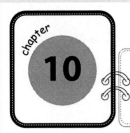

인구와 보건

01 맬서스주의와 신맬서스주의

1) 맬서스주의(Malthusianism)

- 인간은 생존을 위해 식량이 필수적이고 남녀간의 정욕은 필요적이다는 원리에 근거하여 인간의 생식력과 토지의 생산력을 비교할 때 인구증가는 기하급수적이고 식량증가는 산술급수적이기 때문에 인구의 증식을 식량과 연관하여 전개한 인구론을 맬서스주의라 한다.
- 이론 요약
  - 규제의 원리
  - 증식의 원리
  - 인구파동의 원리

2) 신맬서스주의(Neo-Malthusianism)

피임에 의한 산아조절을 주장으로 맬서스주의 중 인구규제 방법만을 달리한 것이 신맬서스주의이다.

02 인구의 양과 질

1) 양적인 증가와 관련될 수 있는 문제

- 3P
  - 인구(population)
  - 빈곤(poverty)
  - 환경오염(pollution)
- 3M Complex
  - 영양부족(malnutrition)
  - 이환율 증가(morbidity)
  - 사망률 증가(mortality)

2) 질적인 문제

- 인류생물학적인 역도태 작용
- 열악한 유전 등과 연령별, 성별, 사회계급 구성의 불균형

03 성별 구성(Sex composition)

- 남녀별 구성비를 표시하는 방법을 성비라 하는데 이는 여자 100에 대하여 남자 인구비를 표시하는 것으로 성비는 1차, 2차, 3차 성비로 나누는데, 1차 성비란 태내성비, 2차 성비란 출생성비, 3차 성비란 현재인구의 성비를 말한다.
- 성 비 = $\dfrac{\text{남자 수}}{\text{여자 수}} \times 100$

04 연령별 구성

- 영아인구(1세미만)
- 소년(유년)인구(1세~14세)
- 생산연령인구(15세~64세)
- 노년인구(65세 이상)

05 인구구성의 기본형

- 피라미드형(pyramid form) : 인구가 증가할 잠재력을 많이 가지고 있는 형으로 출생률은 높고, 사망률은 낮은 형
- 종형(bell form) : 인구정지형으로 출생률과 사망률이 다 낮은 형
- 항아리형(pot form) : 평균수명이 높은 선진국가에서 볼 수 있는 형으로 인구가 감퇴하는 형이고 출생률이 사망률보다 낮다.
- 별형(star form) : 생산연령 인구가 많이 유입되는 도시형
- 기타형(guitar form) : 별형과는 반대로 생산층 인구가 다수 유출되는 농촌에서 볼 수있는 형

06 인구의 증가

1) 자연증가(Natural increase)

- 조 자연증가율 = 조 출생률 − 조 사망률
- 인구증가지수 = 출생률 ÷ 사망률 × 100
- 재생산률(reproduction rate)
  - 여자가 일생 동안 낳은 여자아이의 평균 수이며 어머니의 사망률을 무시하는 것을 총재생산률이라고 하며 사망을 고려하는 경우를 순 재생산률이라고 한다.
  - 생산률이 1.0인 경우는 인구의 증감이 없는 것이고 1.0 이하는 인구의 감소를, 1.0 이상은 인구의 증가를 나타낸다.

2) 사회증가(Social increase)

- 사회증가 = 전입인구 − 전출인구

- 인구증가율 $= \dfrac{\text{자연증가} + \text{사회증가}}{\text{인구}} \times 100$

- 연간인구증가율 $= \dfrac{\text{연말인구} - \text{연초인구}}{\text{인구}} \times 100$

07 가족계획

가족계획이란 피임이나 불임법을 통하여 수태를 방지함으로써 출산 횟수, 간격, 시기 및 단산 등을 조절하는 데 그 의미가 있다.

1) 일시적 피임법

- 정자의 질내 침입방지 : 성교중절, condom 사용 등이 있다.
- 정자의 자궁내 침입 및 착상방지법 : 화학적 방법으로는 국소적으로 jelly, cream, 정제법 등이 있다.
- 생리적 방법 : 생리주기 이용법, 기초체온이용법
- 입(경구)적 피임약 투여법 : steroid hormone 이용법으로 배란을 억제하는 방법

2) 초산연령

20~30세가 가장 바람직한 초산연령이며 초산은 20대 초반, 마지막 출산은 30세 이전에 하는 것이 바람직하다.

3) 임신간격

자녀의 터울은 임신기간 9개월, 수유기간 6개월, 모체의 휴식 및 회복기간 최소 12개월로 약 3년간을 유지하는 것이 바람직하다.

4) 출산기간 및 단산연령

- 건강한 출산기간은 20대의 10년간이 좋으며 늦어도 35세까지는 출산을 마치는 것이 좋다.
- 35세 이전에 단산해야 하는 이유
  - 부모와 자녀간에 나이 차이가 많아 노년까지 자녀를 키우고 교육시켜야 할 부담이 있다.
  - 35세 이후 여성은 생식기 질환의 발생률이 높다.
  - 모성사망률의 빈도가 35세 이후의 부인에게 많다.
  - 30대 이후의 임산부는 분만 시 샅(회음)이나 자궁목관 찢긴상처(열상), 제왕절개수술이 요구되며 당뇨병 등 어려운 질환의 발생이 빈번하다.
  - 출생아에 선천성 기형의 발생률이 높다.

0001

다음과 같은 경우의 의료비 지불형태로 옳은 것은?

> 보기
> • 질병을 집단으로 묶어 일정액을 지급한다.
> • 우리나라의 경우 백내장수술 등 8개 다빈도 외과시술에 대해 도입하고 있다.

① 굴신법　　② 포괄수가제　　③ 인두제　　④ 봉급제　　⑤ 시술점수제

✢ 문헌 김동석 외, 공중보건학, 수문사, 2006, p.351

0002

X세 사람의 생존율을 설명한 것으로 옳은 것은?

① (X세+1)일간 생존하는 비율

② (X세−1)일간 생존하는 비율

③ X세 이후 1년간 생존하는 비율

④ X세 이후 1년 이내에 사망하는 비율

⑤ X세 때 사망하는 비율

✢ 문헌 김윤신 외, 공중보건학, 메디컬코리아, 2007, p.295

0003

인구 1,000명당 1년에 10명이 사망했을 때의 사망률로 옳은 것은?

① 0.1　　　② 1　　　③ 10　　　④ 100　　　⑤ 1,000

✢ 문헌 김윤신 외, 공중보건학, 메디컬코리아, 2007, p.374

0004

다음과 같은 특징을 갖는 인구구조의 형태로 옳은 것은?

> 보기
> • 인구증가형이다.　　　　　• 출생률이 사망률보다 높다.
> • 14세이하 인구가 65세 이상인구의 2배 이상이다.

① 항아리형　　② 종형　　③ 별형　　④ 피라미드형　　⑤ 호로형

✢ 문헌 김양호 외, 공중보건학, 현문사, 2007, p.511

해설

01

• 포괄수가제는 환자의 연령과 질병의 종류별로 진료비를 책정, 의료서비스의 종류와 횟수에 관계없이 동일한 진료비를 청구하는 제도로, 정상분만, 제왕절개분만, 백내장 수술, 탈장수술, 맹장염수술, 항문 및 항문주위수술, 편도선수술, 자궁수술 등 8개 다빈도 외과시술에 적용한다.

02

• X세의 사람이 (X+1)세까지 이를 수 있는 비율로 PX =(lX+1)/ lX로 표시할 수 있다.

03

• 보통사망률 = (1년간의 사망자 수/인구) ×1,000

04

• 피라미드형은 인구가 증가할 잠재력을 가지고 있는 형이다.

05

• 인구증가율 = $\dfrac{\text{자연증가} + \text{사회증가}}{\text{인구}} \times 1,000$

06

• 인구이동이 심한 도시에서는 현재인구와 상주인구가 일치하지 않는 경우가 많으며, 이동이 심하지 않는 농촌에서는 대략 일치한다.

07

• 제1단계 : 고위정지기
• 제2단계 : 초기확장기
• 제3단계 : 후기확장기
• 제4단계 : 저위정지기
• 제5단계 : 감퇴기

08

• 제1단계(고위정지기) : 고출생률, 고사망률에 의해 인구의 증감이 거의 없는 시기
• 제2단계(초기확장기) : 사망률은 감소하고 고출생률은 지속됨에 따라 인구가 급격하게 증가하는 인구변환 시기
• 제3단계(후기확장기) : 사망률과 출생률이 동시에 감소함에 따라 인구성장이 둔화되는 시기
• 제4단계(저위정지기) : 사망률과 출생률이 최저에 달해 인구성장이 정지되는 시기
• 제5단계(감퇴기) : 출생률이 사망률보다 낮아서 인구가 감소하는 시기

0005

인구증가율을 설명한 것이다. A, B의 내용으로 옳은 것은?

> **보기**
> 인구증가율은 자연증가 인구와 사회증가 인구의 (A)에 대한 연간 인구 (B)명당의 비율이다.

	①	②	③	④	⑤
A	−	−	+	+	+
B	10	100	100	1,000	10,000

❖ 문헌 김양호 외, 공중보건학, 현문사, 2007, p.513

0006

현재인구는 A, 일시부재인구는 B, 일시현재인구는 C일 때 상주인구의 산출식으로 옳은 것은?

① A + B + C ② A + B − C ③ A − B + C
④ B − A + C ⑤ B − A − C

❖ 문헌 구성회 외, 공중보건학, 고문사, 2007, p.308

0007

C. P. Blacker의 인구변환 5단계설에서 초기확장기로 옳은 것은?

① 제1단계 ② 제2단계 ③ 제3단계 ④ 제4단계 ⑤ 제5단계

❖ 문헌 김윤신 외, 공중보건학, 메디컬코리아, 2007, p.286

0008

사망률은 감소하고 고출생률은 지속됨에 따라 인구가 급격하게 증가하는 인구변환 시기로 옳은 것은?

① 고위정지기 ② 초기확장기 ③ 후기확장기 ④ 저위정지기 ⑤ 감퇴기

❖ 문헌 김윤신 외, 공중보건학, 메디컬코리아, 2007, p.296

0009

2차 성비의 정의로 옳은 것은?

① 출생성비　　　　② 태내성비　　　　③ 현재 인구의 성비

④ 노인의 성비　　　⑤ 사망자의 성비

✛ 문헌 김윤신 외, 공중보건학, 메디컬코리아, 2007, p.287

0010

노령화지수의 산출식으로 옳은 것은?

① $\dfrac{\text{노년인구}}{\text{소년인구}} \times 100$　　② $\dfrac{\text{소년인구}}{\text{노년인구}} \times 100$　　③ $\dfrac{\text{60세이상 인구}}{\text{노년인구}} \times 100$

④ $\dfrac{\text{노년인구}}{\text{60세이상 인구}} \times 100$　⑤ $\dfrac{\text{소년인구}}{\text{65세이상 인구}} \times 100$

✛ 문헌 김윤신 외, 공중보건학, 메디컬코리아, 2007, p.288

0011

다음과 같은 특징을 갖는 인구형으로 옳은 것은?

> **보기**
> • 생산연령 인구가 많다
> • 도시지역의 인구구성
> • 15~49세의 인구가 전체인구의 50%를 초과한다

① 피라미드형　② 종형　③ 항아리형　④ 별형　⑤ 기타형

✛ 문헌 김윤신 외, 공중보건학, 메디컬코리아, 2007, p.289

0012

70세에 이른 사람이 70세 이후 평균 몇 년을 더 살 수 있는가의 연수로 옳은 것은?

① 생존율　　② 사망률　　③ 생존수　　④ 평균수명　　⑤ 평균**여**명

✛ 문헌 김윤신 외, 공중보건학, 메디컬코리아, 2007, p.235

013

• WHO에서는 신체적, 정신적, 사회적, 영적 및 지적으로 완전한 안녕상태가 건강이라 정의한다.

0013

다음과 같은 건강의 의미로 옳은 것은?

> **보기**
>
> 생의 목적, 사랑을 주고 받는 능력, 적절하게 감정을 통제하여 때와 장소, 방법에 맞도록 감정을 표현할 수 있는 능력

① 환경적 건강   ② 정서적 건강   ③ 사회적 건강

④ 신체적 건강   ⑤ 정신적 건강

✧ 문헌 김윤신 외, 공중보건학, 고문사, 2007, p.298

014

• 사회증가 = 유입증가 - 유출증가
• 자연증가 = 출생인구 - 사망인구
• 인구증가 = 자연증가 + 사회증가

0014

인구의 사회증가 산출식으로 옳은 것은?

① 유입증가 − 유출증가   ② 출생인구 − 사망인구

③ 자연증가 + 사회증가   ④ 자연증가 + 유입증가

⑤ 출생인구 + 유입증가

✧ 문헌 구성회 외, 공중보건학, 고문사, 2007, p.299

015

• 의료보험 사업 중 사회보장제도는 국민연금제도, 실업보험 등이다. 기초생활보장과 의료보호는 공적부조, 노령연금과 환경위생사업은 공공서비스이다.

0015

사회보장체계에서 사회보험으로 옳은 것은?

① 기초생활보장   ② 의료보호   ③ 노령연금

④ 국민연금제도   ⑤ 환경위생사업

✧ 문헌 김동석 외, 공중보건학, 수문사, 2011, p.374

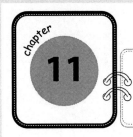

모자보건

01 모자보건의 목표

- 임신, 분만, 수유기의 여성을 대상으로 하는 보건관리
- 모든 임산부들로 하여금 건강을 유지, 증진케 하고 영유아 보건에 관한 지식을 습득하도록 하며 정상 분만 및 건강한 어린이를 출산토록 한다.
- 모든 어린이들로 하여금 가정 내의 건전한 환경에서 사랑과 보호를 받으며 성장하게 하고 적당한 영양과 건강 지도 및 효과적인 의료봉사를 제공해 주며 생활태도를 길러준다.

1) 3대 사업
- 산전보호
- 분만보호
- 산욕보호

2) 모성사망 주요 발생원인
- 임신중독증
- 출산 전후의 출혈
- 딴곳임신(자궁외임신)과 유산
- 산욕열

02 모자보건의 지표

1) 모성사망
- 임신 중 혹은 분만 후 42일 이내에 임부나 산모의 사망을 말한다.
- 모성사망률

$$= \frac{\text{그 연도의 임신, 분만 산욕과 관련된 사망수}}{\text{어떤 연도의 출생 수}} \times 10,000$$

또는 100,000

- 주요 발생원인

  - 임신중독증
  - 출산전후의 출혈
  - 딴곳임신(자궁외임신)
  - 산욕열

2) 주산기사망
- 임신 만 28주 이후의 사산과 출생 직후, 즉 생후 1주 미만의 신생아사망을 합한 것을 주산기사망이라고 한다.

- 주산기사망률

$$= \frac{\text{연간 임신 만 28주 이후의 사망률+생후 1주 미만의 사망수}}{\text{어떤 연도의 정상 출생수+태아사망 후기}} \times 1,000$$

3) 신생아사망
- 생후 4주 미만의 사망으로 1주 미만의 조기신생아사망은 선천적 요인에 의한 사망이 많고 사망률이 높다.
- 신생아사망률 $= \dfrac{\text{생후 28일 미만 사망수}}{\text{연간 출생수}} \times 1,000$

- 조기신생아사망률 $= \dfrac{\text{생후 7일 미만 사망수}}{\text{연간 출생수}} \times 1,000$

4) 영아사망
- 건강수준이 향상되면 영아사망률은 감소한다.
- 영아사망률 $= \dfrac{\text{생후 1년 미만 사망수}}{\text{연간 출생수}} \times 1,000$

5) 유아사망
- 유아사망률 $= \dfrac{\text{연간 유아(1~4세) 사망수}}{\text{그 해의 유아(1~4세)인구}} \times 1,000$

03 모성보건

1) 산전관리 횟수
- 임신초기부터 7개월까지 : 월 1회
- 임신 8개월~9개월까지 : 월 2회
- 분만 시까지 : 월 4회

2) 분만예정일
- 최종 생리가 있었던 날을 아는 경우
  - 분만예정월은 최종 생리달수에서 3을 빼거나 9를 더한 숫자
  - 분만예정일은 최종 생리 첫날 수에 7을 더한 숫자
- 최종 생리일이 부정확할 때 : 초음파를 이용해 태아의 성장상태에 따라 산출한다.

04 모성의 주요 질병과 이상

1) 임신중독증(Toxemia)
- 임신 후반기, 특히 8개월 이후에 다발하는 것으로 임산부 사망의 최대원인이다.
- 3대 증상
  - 부종
  - 단백뇨
  - 고혈압

2) 유산, 조산, 사산
- 유산 : 임신 7개월(28주)까지의 분만
- 조산 : 28주부터 38주 사이의 분만
- 사산 : 죽은 태아를 분만하는 경우

3) 딴곳임신(자궁외임신)
- 자궁내 점막조직 이외의 부분에 임신되는 경우로 95%가 난관에서 발생한다.
- 증상
  - 하복통
  - 무월경이나 자연월경 출혈

4) 출혈
- 임신 전반기 출혈(임신 5개월 이전)과 후반기출혈(임신 6개월 이후), 산욕기 출혈 등이 있다.
- 전반기 출혈은 딴곳임신(자궁외 임신), 포상기태 등이 많고 후반기 출혈은 전치태반, 태반 조기박리 등이 많다.

05 분만관리

1) 임신기간에 따른 분만의 분류
- 37주 미만의 출생아 : 조산아
- 37주 이상에서 42주 미만의 출생아 : 정상아
- 42주 이상의 출생아 : 과숙출생아
- 몸무게 기준으로는 2,500g 미만은 미숙아, 4,500g 이상은 과숙아라고 한다.

2) 모유의 장점
- 항체를 지니고 있어 각종 감염으로부터 보호할 수 있다.
- 모유 수유시 배란을 억제하여 임신예방 효과가 있다.
- 항상 신선하고 완전 무균상태이다.
- 소화가 잘되고 먹기에 적당한 온도이다.
- 경제적이고 먹이기 간편하다.
- 모체의 자궁수축을 도와준다.

0001

저소득층이나 노인층에 적합한 효과적인 보건교육 방법은?

① 개인면담   ② TV, 라디오   ③ 강연회

④ 포스터, 게시물   ⑤ 집단토론

❖ 문헌 박희진 외, EMT기초의학, 현문사, 2005, p.799

0002

영아사망률을 설명한 것이다. A, B의 내용으로 옳은 것은?

📋 보기

영아사망률은 어떤 연도 중 정상출생수 (A)명에 대한 생후 (B)의 영아사망수이다.

	①	②	③	④	⑤
A	100	100	1,000	1,000	10,000
B	3개월미만	6개월미만	1년미만	3개월이상	6개월이상

❖ 문헌 김양호 외, 공중보건학, 현문사, 2007, p.556

0003

주산기사망을 설명한 것이다. A, B의 내용으로 옳은 것은?

📋 보기

주산기사망은 임신 만 (A)주 이후의 사산과, 생후 (B) 미만의 신생아사망을 합한 것이다.

	①	②	③	④	⑤
A	20	24	28	24	28
B	2일	5일	1주	2주	3주

❖ 문헌 김양호 외, 공중보건학, 현문사, 2007, p.556

0004

모성사망을 설명한 것이다. (A)의 내용으로 옳은 것은?

📋 보기

모성사망은 임신중, 또는 분만 후 (A)일 이내의 임부 혹은 산모의 사망이다.

① 30   ② 35   ③ 42   ④ 50   ⑤ 58

❖ 문헌 김양호 외, 공중보건학, 현문사, 2007, p.558

해설

01
• 개인면담은 가정방문, 건강상담, 진찰, 전화 등으로 이루어진다.

02
• 영아사망률

$$= \frac{생후 1년 미만 사망수}{연간 출생수} \times 1,000$$

03
• 주산기사망은 임신 만 29주이후의 사산과 생후 1주 미만의 신생아 사망을 합한 것이며, 주산기사망률은 출생 1,000명당 임신 만 28주 이후의 사산비와 생후 1주 미만 신생아 사망률의 합으로 나타낸다.

04
• WHO의 정의에 의하면 42일 이내의 임부나 산모의 사망을 모성사망이라 한다.

해설

05

• WHO에 의하면,
  −37주 미만의 출생아 : 조산아
  −37주~42주 미만 : 정상
  −42주 이상의 출생아 : 과숙출생

06

• 임신중독의 3대 증상은 부종, 단백뇨, 고혈압 등이다.

07

• 임산부가 풍진에 감염된 경우 태아에 감염되어 기형아를 분만할 가능이 있으므로 결혼전이나 임신 3개월 전 임산부에게 예방접종이 필요하다.

08

• WHO에 의한 조산아의 정의 : 체중 2.5kg 이하와 임신 28~38주 이내의 출생아

09

• 조산아의 결함 : 체온 조절불능, 호흡장애, 소화장애, 조혈능력 부족, 높은 질병 감염률, 독성에 대한 높은 감수성 등

0005

WHO에서 정하는 조산아로 옳은 것은?

① 20주 미만   ② 32주 미만   ③ 37주 미만   ④ 42주 미만   ⑤ 50주 미만

✢ 문헌 김양호 외, 공중보건학, 현문사, 2007, p.562

0006

임신중독증의 3대 증상으로 옳은 것은?

① 부종, 단백뇨, 고혈압   ② 부종, 혈뇨, 저혈압   ③ 부종, 단백뇨, 저혈압
④ 갈증, 혈뇨, 고혈압   ⑤ 갈증, 단백뇨, 저혈압

✢ 문헌 김양호 외, 공중보건학, 현문사, 2007, p.564

0007

결혼전이나 임신 3개월 전 임산부에게 실시할 수 있는 예방접종으로 옳은 것은?

① 소아마비   ② 풍진   ③ 인플루엔자   ④ 결핵   ⑤ 파상풍

✢ 문헌 구성회 외, 공중보건학, 고문사, 2007, p.225

0008

WHO에 의한 조산아의 정의로 옳은 것은?

① 체중 1.8kg 이하   ② 체중 2.5kg 이하   ③ 임신 24~28주 이내 출생
④ 임신 26~30주 이내 출생   ⑤ 신장 30cm 이하

✢ 문헌 구성회 외, 공중보건학, 고문사, 2007, p.352

0009

조산아의 결함으로 옳은 것은?

| 보기 |
| 가. 체온 조절불능   나. 호흡장애   다. 소화장애   라. 조혈능력 부족 |

① 가, 나, 다   ② 가, 다   ③ 나, 라   ④ 라   ⑤ 가, 나, 다, 라

✢ 문헌 구성회 외, 공중보건학, 고문사, 2007, p.353

정답   ⑤ 6 ② 8 ② 7 ① 9 ③ 5

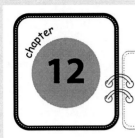

성인 및 노인보건

chapter 12

01 성인병의 종류

1) 고혈압(Hypertension)

* WHO의 규정에 의하면
  - 저혈압 : 최고혈압 100mmHg, 최저혈압 60mmHg 이하
  - 정상혈압 : 최고혈압 140mmHg, 최저혈압 90mmHg
  - 경계역 고혈압 : 최고혈압 140~160mmHg, 최저혈압 90~95mmHg
  - 저혈압 : 최고혈압 160mmHg 이상, 최저혈압 95mmHg 이상
* 연령, 성별, 측정시간, 신체적 조건, 활동상황에 따라 약간 다르다.
* 증상
  - 머리가 무겁고 골치가 아프다.
  - 어지럽고 귀에서 윙윙소리가 난다.
  - 팔다리가 저린다.
  - 숨이 가쁘고 두근거린다.
  - 잠이 오지 않는다.
  - 신경질적이다.
  - 쉽게 피로하다.

2) 심장병 및 동맥경화증

* 심장병의 원인은 관상동맥 경화증, 고혈압성 심장병, 류마티스성 심장병 등이다.
* 동맥경화증은 대동맥이나 중등도 동맥의 혈관내벽에 국소적 비후, 중성지방, 콜레스테롤, 유리지방산 등이 축적되어 결국 동맥이 막혀서 혈액순환을 제대로 못하는 경우이다.
* 증상
  - 관상동맥 부위의 경화 : 심부 압통, 조이는 듯한 느낌, 가슴의 두근거림, 협심증이나 심근경색 등을 일으킬 수 있다.
  - 뇌동맥 부위의 경화 : 어지럽고 머리가 무거우며 수족이 저리고 귀에서 소리가 난다.

3) 뇌졸중증

* 뇌혈관의 급격한 순환장애로 인한 질환으로 뇌출혈, 뇌경색 등이 있다.
* 뇌출혈 : 고혈압으로 혈관이 터져 뇌조직을 압박하여 발생하는 것으로 뇌실내 출혈과 거미막밑(지주막하) 출혈로 나눌 수 있다.
* 뇌경색 : 혈전이나 전색으로 혈관이 막혀서 발생하는 것으로 뇌혈전증과 뇌전색증으로 나눈다.

4) 악성 신생물(암, cancer)

* 증식이 통제되지 않고 이상 증식을 계속하며 불규칙적인 조직 구조대로 형성된다.
* 전이가 잘되고 다른 정상 조직을 파괴하기도 한다.
* 예방
  - 발암물질의 흡입을 예방하고 과음, 훈제육, 태운 음식, 맵고 짠 음식 등을 피한다.
  - 신선한 녹황색 야채, 비타민 A, C 등을 섭취하고 흡연을 삼간다.

02 담배의 유해작용

* 담배 연기 속에 들어있는 가장 중요한 유독성분은 nicotine이며 그 밖에도 tar, 일산화탄소, 이산화탄소, 황화수소, 시안화수소와 Dimethylnitrosamine과 같은 발암물질이 있다.
* nicotine은 무색, 유성으로 독성이 강해서 1개의 cigar에 포함되어 있는 nicotine을 혈관에 주사하면 2~3명의 성인을 살해할 수 있는 양이다.

해설

• R. J. Havighurst는 미국사회를 배경으로 노년기의 과제에 대해 다음의 6가지 사항을 제시하였다.
  −체력 및 건강의 쇠퇴에 대한 적응
  −은퇴 및 수입의 감소에 대한 적응
  −배우자의 죽음에 대한 적응
  −동년배 친구들과의 친분관계유지
  −사회적 및 시민적인 의무를 기하는 일
  −만족한 주거환경을 정비하는 것

0001

노년기의 과제로 옳은 것은?

┃보기┃

가. 체력의 쇠퇴에 대한 적응　　　　　나. 수입의 감소에 대한 적응
다. 배우자의 죽음에 대한 적응　　　　라. 동년배 친구들과의 친분관계유지

① 가, 나, 다　　② 가, 다　　③ 나, 라　　④ 라　　⑤ 가, 나, 다, 라

✥ 문헌 김양호 외, 공중보건학, 현문사, 2007, p.618

학교보건

chapter 13

01 학교보건 봉사 중 건강평가

1) 정기건강평가
- 매년 1회 실시 : 5~6월 사이 학생과 교직원을 함께 실시
- 평가내용 : 체격검사(신장, 체중, 앉은키(좌고), 가슴둘레(흉위)), 체질검사(시력, 청력) 및 체력검사(달리기, 턱걸이, 넓이뛰기 등), 영양평가, 치아이상검사, 결핵검사, 기생충검사(연 2회) 등

2) 수시건강평가
- 일정한 기간을 설정하지 않고 필요할 때마다 수시 실시하는 평가
- 학생 자신이나 학부형의 요구, 전염병 유행 시에 담임교사, 양호교사, 교의 등에 의해 실시

02 학교 환경위생

1) 교실 및 운동장, 책상과 의자
- 교실
  - 창문 면적 : 실내면적의 20~25%
  - 창문 유리 : 무색투명한 것
- 운동장 : 충분한 면적으로 배수가 잘 되고 하절기에는 태양을 피할 수 있는 시설이나 운동장 주변에 나무를 심는 것이 좋다.
- 책상 높이 : 학생 앉은키(좌고)의 1/3에 의자의 높이를 더한 높이
- 의자 : 앉는 면의 높이가 학생 다리(하퇴)의 길이에서 1.5cm를 감한 높이

03 학교보건 교육목표

보건에 대한 올바른 태도와 행동을 생활화하고 가정 및 지역사회에서 간접적 교육효과를 얻을 수 있도록 하며 앞으로 완전한 건강세대를 이룩할 수 있도록 교육하는데 목표를 두어야 한다.

04 보건교육계획

- 모든 교육활동 및 교육내용의 일부로서 제한
- 학교와 지역사회 보건사업 일환으로 계획
- 전교직원과 학생의 참여와 지역사회의 협조를 얻을 수 있도록 계획
- 보건교육을 주도해 가는 사람이 있도록 계획하고 행동 양식의 변화를 가져올 수 있도록 계획

05 보건교육방법

1) 대상을 중심으로 하는 경우
- 개인 접촉방법(individual contact)
  - 개인의 접촉을 통해서 보건교육을 하는 것으로 저소득층이나 노인층에 적합하다.
  - 보건교육방법 중 가장 효과적이고 필요한 것이지만, 많은 인원과 시간이 소요되는 단점이 있다.
  - 가정방문, 건강상담, 진찰, 전화, 예방접종, 편지 등
- 집단 접촉방법(group contact)
  - 동시에 2명 이상의 일정한 수의 집단을 대상으로 교육하는 방법으로 개인 접촉방법만큼의 효과는 기대하기 힘들다.
  - 강연회, 집단토론, 심포지움, 패널 디스커션, 버즈셋숀, 롤 플레잉

2) 매체를 중심으로 하는 경우
- 대중접촉방법이며, 의사전달을 유효하게 하기 위한 보조 수단.
- 시청각 교재(영화, 슬라이드, 팜플랫, 포스터, 녹음기, 벽보 등)

3) 과정을 중심으로 하는 경우
- 지도교육, 조정, 조직의 3단계 과정으로 구분

06 학교급식의 목적

- 성장기 어린이의 발육과 심신의 발달 및 건강증진
- 올바른 식생활습관 및 식생활의 예절교육
- 편식의 교정 및 결핍증 예방
- 질서의식과 협동정신 함양
- 영양에 관한 지식 및 식품의 생산과 소비에 관한 지식
- 학력향상에 기여

0001

영양소의 작용으로 옳은 것은?

▎보기▎

| 가. 열량공급 | 나. 신체의 구성 | 다. 생리기능 조절 | 라. 지능향상 |

① 가, 나, 다　　② 가, 다　　③ 나, 라　　④ 라　　⑤ 가, 나, 다, 라

✢ 문헌 구성회 외, 공중보건학, 고문사, 2007, p.325

0002

각기증상(beriberi)과 관련이 있는 비타민으로 옳은 것은?

① A　　② B　　③ C　　④ D　　⑤ E

✢ 문헌 구성회 외, 공중보건학, 고문사, 2007, p.331

0003

괴혈병(scurvy)과 관련이 있는 비타민으로 옳은 것은?

① A　　② B　　③ C　　④ D　　⑤ E

✢ 문헌 구성회 외, 공중보건학, 고문사, 2007, p.331

0004

구루병(rachitis)과 관련이 있는 비타민으로 옳은 것은?

① A　　② B　　③ C　　④ D　　⑤ E

✢ 문헌 구성회 외, 공중보건학, 고문사, 2007, p.332

해설

0001
• 영양소의 3대 작용 : 열량공급, 신체의 구성, 생리기능 조절

0002
• 비타민 B_1의 부족은 각기증상, 식욕부진, 피로감을 초래한다.

0003
• 비타민 C의 부족은 괴혈병 및 골 치아의 발육이상을 일으킨다.

0004
• 비타민 D는 주로 난황, 간, 버터 등에 많이 함유되어 있다.

05

• 기초대사량 : 생명을 유지하기 위한 생
  리적 최소 에너지양

0005

기초대사량 측정 시기로 옳은 것은?

① 아침 일찍 식사전　　　　② 아침 식사 후　　　　③ 점심전후

④ 저녁식사 직전　　　　　⑤ 취침전

※ 문헌 구성회 외, 공중보건학, 고문사, 2007, p.333

06

• 열량 손실률은 방산 69%, 증발 30%,
  호흡 3%, 대소변 2% 등이다.

0006

체열소모의 가장 큰 비중을 차지하는 것으로 옳은 것은?

① 골격의 크기　　　　　② 체표면적　　　　　③ 신장

④ 몸무게　　　　　　　⑤ 호흡

※ 문헌 구성회 외, 공중보건학, 고문사, 2007, p.335

07

• 신장 160cm, 체중 77kg이라면 : 체질
  량지수 = 77÷(1.6×1.6)=30

0007

체질량지수(body mass index, BMI) 산출식으로 옳은 것은?

① 체중÷(신장×신장)　　② 체중×신장×신장　　③ 체중-신장+신장

④ 체중×(신장+신장)　　⑤ 체중÷(신장+신장)

※ 문헌 구성회 외, 공중보건학, 고문사, 2007, p.340

08

• 저체중 : 20미만
• 정상 : 20이상
• 과체중 : 25이상
• 비만 : 30이상
• 극도비만 : 40이상

0008

체질량지수가 40이상 일 때의 분류로 옳은 것은?

① 저체중　　② 정상　　③ 과체중　　④ 비만　　⑤ 극도비만

※ 문헌 구성회 외, 공중보건학, 고문사, 2007, p.341

0009

학교급식의 목적으로 옳은 것은?

┃보기┃

가. 올바른 식생활습관 교육	나. 편식의 교정
다. 질서의식 함양	라. 학력향상

① 가, 나, 다　　② 가, 다　　③ 나, 라　　④ 라　　⑤ 가, 나, 다, 라

❖ 문헌 구성회 외, 공중보건학, 고문사, 2007, p.387

09
• 학교급식의 목적 : 올바른 식생활습관 교육, 편식의 교정, 질서의식 함양, 학력향상, 성장기 어린이의 발육과 심신의 발달 등

0010

저온살균의 멸균온도와 시간으로 옳은 것은?

① 40~45℃, 30분　　② 50~53℃, 45분　　③ 55~58℃, 60분

④ 62~65℃, 30분　　⑤ 68~70℃, 45분

❖ 문헌 김양호 외, 공중보건학, 현문사, 2007, p.243

10
• 저온살균법은 파스퇴르(Pasteur)에 의해 고안된 멸균법으로 62~65℃에서 30분간 또는 75℃에서 15분간 가온하여 영양가와 맛을 최대한 유지하면서 아포를 형성하지 않는 병원성 세균을 살균하는 소독법이다.

0011

학교 건강평가에서 체질검사는?

① 혈액형 검사　　② 결핵검사　　③ 구강검사

④ 몸무게　　⑤ 시력, 청력검사

❖ 문헌 김동석 외, 공중보건학, 수문사, 2011, p.410

11
• 학교 건강평가에서 체질검사 : 시력, 청력 등

참고문헌

간호보건교육연구회(1992), 병리학, 도서출판 보문서원

강기선 외(1996), 인체해부학, 고문사

강병우 외(2000), 공중보건학, 현문사

강영선 외(1979), 세포생물학, 문운당

경북대학교 의과대학 병리학교실(1986), 최신 병리학, 고문사

공응대(1988), 운동생리, 형설출판사

곽성규(1998), 기초병리학, 정문각

구성회 외(1999), 공중보건학, 고문사

권흥식(1992), 인체해부학(I) (II), 수문사

김계엽 외(2000), 공중보건학, 현문사

김광주 외(1998), 응급간호, 현문사

김동석(1995), 공중보건학, 수문사

김본원 외(1998), 알기쉬운 병리학, 현문사

김상호 외(1998), 일반병리학, 고문사

김선경(1994), 최신병리학 개론, 청구문화사

김성중(1998), 중독백과, 군자출판사

김세은(1997), 응급약리학, 현문사

김약수 외(1993), 병리검사매뉴얼, 고문사

김영숙(1994), 기초의학, 고문사

김옥녀(1995), 임상약리학, 수문사

김정진(1991), 생리학, 고문사

김종대 외(1997), 인체생리학, 정문각

김종만(1993), 신경해부생리학, 현문사

남기용 외(1974), 생리학, 서울대학교 출판부

노민희 외(1994), 인체해부학, 고문사

문범수(1992), 최신식품위생학, 수학사

박선섭 외(1997), 약리학, 정문각

박선섭(1992), 임상약리학, 현문사

서광석(1990), 최신 공중보건학, 도서출판 동화기술

서울대학교 약리학 교실(1994), 약리학, 도서출판 고려의학

성호경 외(1991), 생리학, 도서출판 의학문화사

소명숙 외(1996), 생리학, 고문사

신문균(1997), 인체생리학, 현문사

신문균 외(1997), 해부생리학, 현문사

신문균 외(1998), 인체해부학, 현문사

양재모(1992), 공중보건학강의, 수문사

유지수 외(1996), 임상약리학, 현문사

은종영(2000), 최신 약리학, 현문사

의학교육연수원(1992), 응급처치, 서울대학교 출판부

이대일 외(1987), 병리학개론, 신광출판사

이병희(1991), 생리학, 신광출판사

이상복 외(1991), 기본약리학, 수문사

이성호 외(1996), 인체해부학, 현문사

이인모(1994), 인체생리학, 형설출판사

이종삼(1998), 생리학, 대학서림

이중달(1991), 그림으로 설명한 병리학, 고려의학

장남섭 외(1992), 인체생리학, 수문사

전국응급구조과 교수협의회(1998), 전문응급처치학, 대학서림

전국의과대학교수(1999), 생리학, 도서출판 한우리

전용혁(1991), 기초인체해부학, 청구문화사

정영태(1992), 도색 해부학실습, 고문사

정인혁(1992), 사람해부학, 아카데미서적

정해만 외(2000), 해부생리학, 정문각

정희곤(1992), 최신 식품위생학, 광문각

조연경 외(1995), 최신 약리학, 고문사

채홍원(1992), 운동생리학, 형설출판사

최 진(1992), 병리학, 수문사

최 현(1992), 인체해부생리학, 수문사

최명애 외(1994), 간호임상생리학, 대한간호협
회출판부

최명애 외(1994), 생리학, 현문사

최인장(1994), 원색인체해부학, 일중사

홍사석(1993), 이우주의 약리학 강의 제3판,
의학문화사

Bruce A., Dennis Bray, Julian Lewis, Martin
R., Keith

Roberts and James D. W.(1989), Molecular
Biology

of The Cell, 2nd Edi., Garland

Charles C.(1992), The Humanbody, Dorling
kindersley

publishing

David F. M., Stacia B. M., Sharles L. S.(1993),
Human

Physiology, Mosby

Eldon D., Andrew H. G., J. R. Kornelink,
Frederick C.

R. and Rodney J. S.(1988), Concepts in
Biology 5th

Edi. Wm. C. Brown publishers

Eldon J. G. and D. Peter Snustad(1984),
Principles of

Genetics, 7th Edi. John Wiley and Sons, Inc.

Frank H. N.(1987), The CIBA Collection of
medical illustrations, Vol. 1~Vol. 8. CIBA

Gerad J. T., Nicholas P. A.(1990), Principles
of

Anatomy and physiology, Harper and Row

Ivan M. R., Jonathan D., David. K. M.(1985),
Immunology, Gower Medical publishing

John C., Andrew J. M.(1995), Physiology
and Anatomy,

Edward Arnold

John V. Basmajian(1981), Primary Anatomy,
Williams

and wilkins

John W. K.(1983), Biology, 5th Edi.
Addison—Wesley

publishing company

Peter J. L.(1993), Clinical Aspects of
Immunology,

Blackwell scientific publications

Robert M. B., Matthew N. L.(1996), Principles
of

Physiology, Mosby

Sang Kook Lee and Je Geun Chi(1990),
Color Atlas of

Pathology, Korea medical publishing Co.

Soichi Iijima 외 (1985), Atlas of Pathological
Histology, 고문사

Stanley L. R., Ramzi S. C., Vinay K.(1984),
Pathologic

Basis of Disease, W. B. Saunders company

Wilfred M. C., Richard P. B.(1973), Bailey's
textbook

of Histology, 6th Edi., Williams and Wilkins
company

Williams P. L. and R. Warwick(1980), Gray's
Anatomy, W. B. Saunder

공중보건학 문제집

초판 인쇄 2021년 4월 15일
초판 발행 2021년 4월 20일

펴낸이　　진수진
펴낸곳　　메디컬스타

주소　　　경기도 고양시 일산서구 대산로 53
출판등록　2013년 5월 30일 제2013-000078호
전화　　　031-911-3416
팩스　　　031-911-3417
전자우편　meko7@paran.com